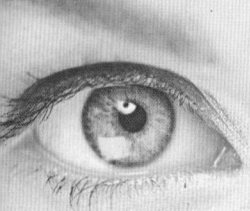

Wolfgang Hätscher-Rosenbauer

Kleine Augenschule

Kompakt-Ratgeber

Übungen und Tipps für gesundes
und lebendiges Sehen

Haben Sie Fragen an den Autor?
Anregungen zum Buch?
Erfahrungen, die Sie mit anderen teilen möchten?

Nutzen Sie unser Internetforum:
www.mankau-verlag.de

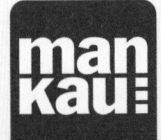

Impressum

Bibliografische Information der Deutschen Nationalbibliothek
Die Deutsche Nationalbibliothek verzeichnet diese Publikation in der
Deutschen Nationalbibliografie; detaillierte bibliografische Daten sind
im Internet über http://dnb.d-nb.de abrufbar.

Wolfgang Hätscher-Rosenbauer
Kleine Augenschule. Übungen und Tipps für gesundes und lebendiges Sehen
Kompakt-Ratgeber
ISBN 978-3-86374-314-7
4. Aufl. 2021 (1. Aufl. 2016, 2. Aufl. 2017, 3. Aufl. 2018)

Mankau Verlag GmbH
D-82418 Murnau a. Staffelsee
Im Netz: www.mankau-verlag.de
Internetforum: www.mankau-verlag.de/forum

Redaktion: Redaktionsbüro Diana Napolitano, Augsburg
Endkorrektorat: Susanne Langer M. A., Traunstein
Cover/Umschlag: Andrea Barth, Guter Punkt GmbH & Co. KG, München
Layout: X-Design, München
Satz und Gestaltung: Lydia Kühn, Aix-en-Provence, Frankreich
Energ. Beratung: Gerhard Albustin, Raum & Form, Winhöring

Abbildungen/Fotos: Ramona Heim - Fotolia.com (4); Paulista - Fotolia.com (6o,
12/13); contrastwerkstatt - Fotolia.com (6u, 24/25); Colourbox.de (7o, 7u, 31, 40,
77, 93, 98/99, 113, 114/115, 124); aleks_g - Fotolia.com (11); GraphicsRF - Fotolia.
com (16); Klaus Eppele - Fotolia.com (20); drubig-photo - Fotolia.com (37); kosziv
- Fotolia.com (43); pengyou92 - Fotolia.com (44); cevahir87 - Fotolia.com (51); ni-
kolayshubin - Fotolia.com (55); wajan - Fotolia.com (57); pathdoc - Fotolia.com (60);
Picture-Factory - Fotolia.com (63); grandaded - Fotolia.com (64); Fotomanufaktur JL
- Fotolia.com (68); adimas - Fotolia.com (75); agsandrew - Fotolia.com (83); janvier
- Fotolia.com (87); tail11 - Fotolia.com (90); stokkete - Fotolia.com (103); Africa
Studio - Fotolia.com (109); mejn - Fotolia.com (117); natikka - Fotolia.com (118)

Druck: Westermann Druck Zwickau GmbH, Zwickau/Sachsen

»Ich bin ein Öko-Buch!«
Das im Innenteil eingesetzte EnviroTop-Recyclingpapier wird ohne zusätzliche Blei-
che, ohne optische Aufheller und ohne Strichauftrag produziert. Es besteht zu 100 %
aus recyceltem Altpapier und entstammt einer CO_2-neutralen Produktion. Das Papier
trägt das Umweltzeichen »Der blaue Engel«.

Hinweis für die Leser:
Der Autor hat bei der Erstellung dieses Buches Informationen und Ratschläge mit
Sorgfalt recherchiert und geprüft, dennoch erfolgen alle Angaben ohne Gewähr.
Verlag und Autor können keinerlei Haftung für etwaige Schäden oder Nachteile über-
nehmen, die sich aus der praktischen Umsetzung der in diesem Buch vorgestellten
Anwendungen ergeben. Bitte respektieren Sie die Grenzen der Selbstbehandlung und
suchen Sie bei Erkrankungen einen erfahrenen Arzt oder Heilpraktiker auf.

Vorwort

Die Zeit, in der wir leben, wird auch als »Informations-
zeitalter« beschrieben. Immer mehr Informationen
stehen uns weltweit in immer kürzerer Zeit zur Verfü-
gung. Dabei werden diese Informationen – überwiegend
durch die Augen vermittelt – durch visuelle Medien
aufgenommen. Unsere Augen sind so die am meisten
benutzten und häufig einseitig belasteten Sinnesorgane
geworden.

Hängt es damit zusammen, dass nach neuesten Sta-
tistiken 90 Prozent aller Jugendlichen in Großstädten
kurzsichtig sind? Dass weltweit 60 bis 70 Prozent aller
Erwachsenen auf Sehhilfen angewiesen sind? Dass
Augenkrankheiten zunehmen?

Ist dies der Preis, den unsere Augen für die hohe und
einseitige Belastung beim Blicken auf Smartphones, Ta-
blets, Laptops und Bildschirme aller Art zahlen müssen?
Gibt es Möglichkeiten, einseitigen Belastungen der
Augen entgegenzusteuern und der Ganzheit, der Natur
des menschlichen Sehsinnes gerecht zu werden?

Wäre es nicht eine optimale Gesundheitsförderung, den
Sehsinn ganzheitlich, seiner Natur nach zu begreifen,
auf seine vorhandenen und ungenutzten Potenziale zu
schauen und diese zu beleben und zu stärken, statt seine
Schwächen oder Defekte einseitig mit künstlichen Sehhilfen zu korrigieren (was häufig zu weiter nachlassender
Sehkraft führt)?

Dies ist das Anliegen der Augenschule. Dieses Buch möchte Ihnen Ihre Augen als »Wunderwerke der Natur« nahebringen und Ihnen verständlich machen, was diese für ein optimales Zusammenspiel aller am Sehvorgang beteiligten Funktionen und Qualitäten von Ihnen benötigen:

Tägliche Aufmerksamkeit, liebevolle Zuwendung, wirkungsvolle Entspannung, bewusste Unterstützung für die Vielfalt ihrer Aufgaben durch einfach zu erlernende, mühelos zu praktizierende Übungen, die leicht in den Alltag zu integrieren sind.

Ob Sie diese Übungen (zumindest einige davon) praktizieren, um Sehproblemen vorzubeugen oder aber vorhandene Sehschwächen zu mildern, spielt dabei kaum eine Rolle.

Die Augen – ein Kontaktorgan zur Innen- und Außenwelt

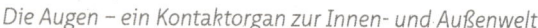

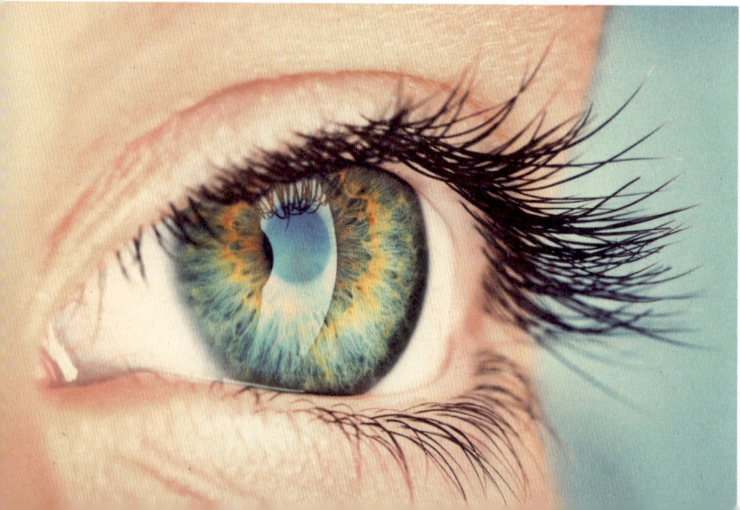

Denn die »kleine Augenschule« möchte die jeweils persönlich vorhandene Sehfähigkeit – und seien es geringe Sehreste auf der einen oder »Adleraugen« auf der anderen Seite – stärken und auf alle Sehfunktionen und Sehqualitäten hin optimieren, auch beispielsweise die Wahrnehmung der Leuchtkraft der Farben, die Weite und Offenheit des Gesichtsfeldes, die Bewegungs- und Dämmerungssehfähigkeit, die räumliche Sehfähigkeit, die optimale Nah-Fern-Einstellung der Augen sowie die innere Sehfähigkeit (visuelles Gedächtnis und bildhafte Vorstellung), um auf diese Weise den geschwächten und überlasteten Sehfunktionen neue Energie zu geben. Es werden vorhandene, im Alltag wenig genutzte Sehpotenziale angeregt und gestärkt und erschöpfte, belastete Sehfunktionen entlastet und harmonisiert.

Dieser ganzheitliche Ansatz der Augenschule ist erfahrungsgemäß viel wirkungsvoller, nachhaltiger und spannender als der Versuch, Schwächen zu bekämpfen oder »wegzutrainieren«. Er führt zu größeren Erfolgen und dazu, den Sehsinn als das wiederzuentdecken, was er seiner Natur nach ist: ein lebendiger, augenblickhafter Kontaktsinn zwischen Außenwelt und Innenwelt.

Oder wie der Dichter Johann Wolfgang von Goethe (1749–1832) in seiner *Farbenlehre* sagt:

»In ihm (dem Auge) spiegelt sich von außen die Welt, von innen der Mensch. Die Totalität des Innern und Äußern wird durchs Auge vollendet.«

Inhalt

Einleitung

Ich möchte mit einer Geschichte beginnen: meiner eigenen Seh-Geschichte.

Bevor meine Schulzeit begann, sah ich gut. Ich bekam meine erste Brille im ersten Schuljahr. Ich saß in einem dunklen Klassenzimmer einer Dorfschule mit mehr als 40 Mitschülern in der letzten Reihe. Ich strengte mich sehr an, um alles sehen zu können, was die Lehrerin an die Tafel schrieb. Irgendwann sah ich nur noch verschwommen und musste die Augen zusammenkneifen oder beim Nachbarn abgucken.

Der Lehrerin fiel das auf, und sie sagte zu meinen Eltern, dass ich zum Augenarzt gehen müsste. Der stellte fest, dass ich kurzsichtig war und eine Brille benötigte.

Die bekam ich vom Optiker gefertigt und mit der Bemerkung überreicht, dass ich sie immer schön brav tragen sollte – was ich auch gehorsam tat.

Es war ein merkwürdiges Gefühl, die Welt durch Brillengläser zu betrachten: Einerseits war ich überwältigt davon, so gestochen scharf zu sehen, und fühlte mich damit in der Schule wieder sicher, ich bekam alles mit und wurde ein guter Schüler.

Auf der anderen Seite erlebte ich die Welt durch die Gläser wie abgetrennt von mir, jedenfalls am Anfang. Später gewöhnte ich mich daran.

Jedes Schuljahr – wenn ich Glück hatte, jedes zweite – brauchte ich eine stärkere Brille. Während der Pubertät kamen Ängste, ob das denn jemals aufhören oder ich irgendwann blind würde.

Als ich das Gymnasium beendete, hatte ich eine Glasstärke von -8 Dioptrien (1 Dioptrie bezeichnet die Fähigkeit einer lichtbrechenden Oberfläche, parallele Strahlen in 1 m Entfernung zusammenzuführen) und einen Astigmatismus (Hornhautverkrümmung) auf beiden Augen.

Die Gläser waren noch nicht so leicht wie heute und die Brillenfassungen noch nicht so schick, von daher war ich froh, mir als Student Kontaktlinsen zuzulegen, die ich zum Glück sehr gut vertrug.

Ich war glücklich: Die dicken Gläser vor den Augen waren verschwunden, mein Gesichtsfeld war offener, und ich sah auch wieder räumlicher. Ich dachte, mein Sehproblem wäre gelöst. Leider vertrug ich die Kontaktlinsen nach einigen Jahren nicht mehr so gut, und die Sehkraft ließ auch weiterhin nach.

Da hörte ich zum ersten Mal durch einen Heilpraktiker von Dr. Bates, einem amerikanischen Augenarzt und Wissenschaftler, der eine Methode entwickelt hatte, die Sehfähigkeit zu verbessern.

Ich kaufte mir ein Buch über die Bates-Methode, aber die Übungen verlangten viel Zeit und Disziplin, und in meinem Berufsalltag hatte ich weder das eine noch das andere. Also trug ich weiterhin meine Kontaktlinsen.

Als ich Ende 20 war, beschloss ich, mir einen Jugendtraum zu erfüllen und mehr von der Welt zu sehen. Ich nahm eine Sabbatzeit und reiste nach Sri Lanka, eine Insel, auf die ich durch Reiseberichte von Forschern, die ich in der Unibibliothek las, neugierig geworden war. Dort angekommen, vertrug ich meine Kontaktlinsen wieder einmal nicht mehr. Ich erinnerte mich an eine Aussage von Dr. Bates: Unter günstigen Bedingungen könne sich die Sehkraft auch von selbst ohne Sehhilfe erholen, und ich beschloss, dies auszuprobieren.

Bei -8 Dioptrien sieht man ab circa 15 cm von der Nasenspitze weg alles verschwommen.

Was mir half: Die Menschen auf Sri Lanka sind kontaktfreudig und kommen einem auch sehr nahe, was meiner Kurzsichtigkeit entgegenkam.

Ich hatte kein bestimmtes Ziel und folgte einem jungen Mann, der freundlich aussah und mir ein Zimmer anbot. Das Zimmer gehörte einer Bekannten, die eine kleine Batikmanufaktur in einem Städtchen an der Südküste ihr Eigen nannte.

Es hatte eine Terrasse zum Innenhof, auf der ich stundenlang saß und den Menschen zuschaute, die im Freien batikten. Ich konnte keine Details erkennen, genoss aber das eindrucksvolle Farbenspiel und die gelöste Atmosphäre. Die Menschen sangen bei ihrer Arbeit, es liefen Pfauen umher, und der Garten blühte. Ich wurde dadurch angeregt, selbst zu batiken.

Zwischendurch machte ich immer wieder die Augenübungen aus dem Bates-Buch, an die ich mich erinnerte. Ich sah von Tag zu Tag besser. Meine Brille brauchte ich

auf der ganzen Reise, die insgesamt fünf Monate dauerte
(davon zwei Monate in Nepal), nur zwei Mal, als ich mein
Visum verlängern musste.
Als ich von der Reise zurückkam, kam ich weitgehend
ohne Brille zurecht. Ich sah zeitweise sogar gestochen
scharf, ohne Sehhilfe. Wer mich von vorher kannte,
konnte es kaum glauben.

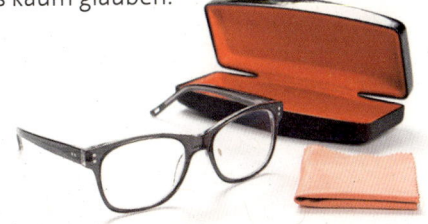

Nach einiger Zeit brauchte ich wieder eine Brille, die aber
mehr als drei Dioptrien schwächer war.
Bates hatte recht: Unter günstigen Bedingungen, wie ich
sie auf meiner Reise gefunden hatte, konnte sich nicht
nur meine Sehschärfe erheblich verbessern (was bis heute geblieben ist), auch meine räumliche Sehfähigkeit hat
zugenommen, wie auch alle anderen Sehfunktionen und
Sehqualitäten: mein Farbensehen, meine Dämmerungssehfähigkeit, mein visuelles Gedächtnis.
Das hat mein Leben erheblich bereichert und geprägt.
Ich bin danach nicht nur ein begeisterter Sehforscher
und Sehlehrer geworden, sondern habe im Batikatelier
auf Sri Lanka auch meine künstlerische Imaginations-
kraft entdeckt (durch eine intuitive Sehweise ohne Brille)
und später als Bildhauer verwirklicht.

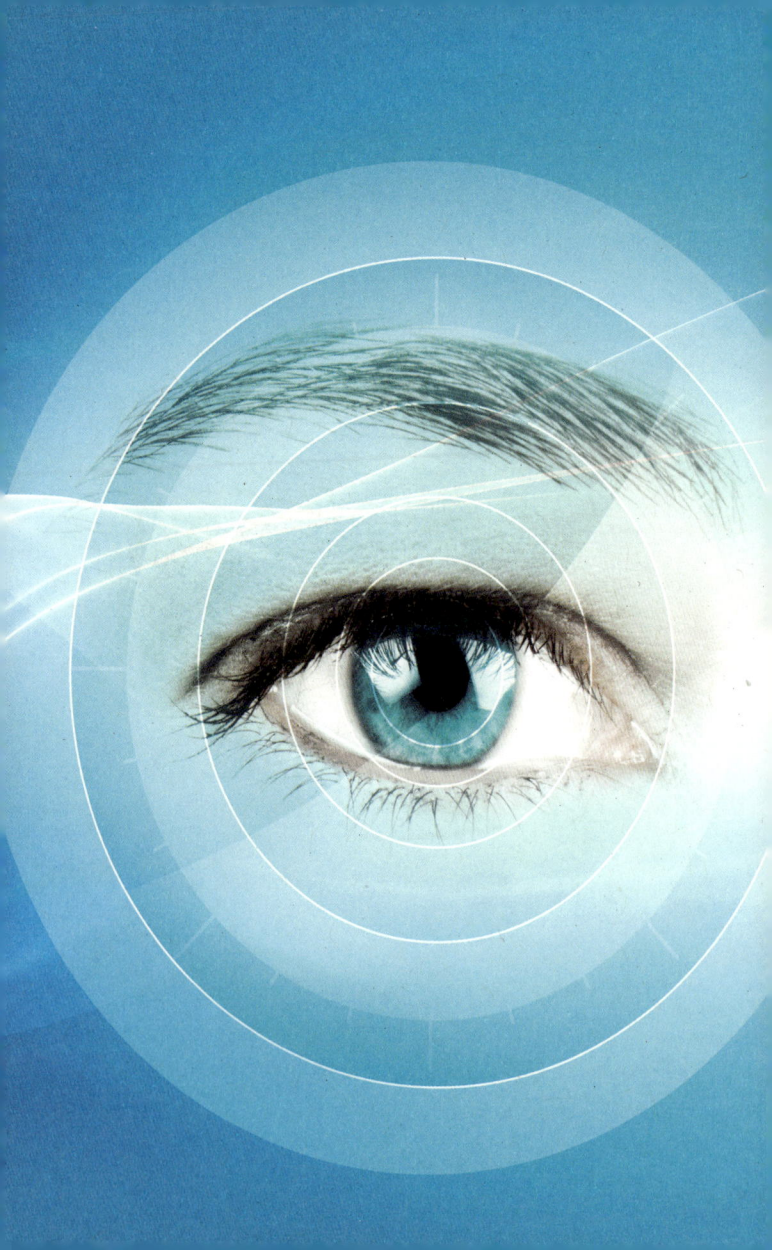

Grundlagen

Zu sehen ist eine Kunst, die erlernt werden kann. In diesem Kapitel erfahren Sie, wie komplex der menschliche Sehvorgang ist und worauf die Übungen der Augenschule beruhen.

Was ist die Augenschule?

Die Augenschule ist ein ganzheitliches Gesundheitsförderungsprogramm des Sehsinns, das auf über 30 Jahren Erfahrung mit Augentraining und wissenschaftlicher Forschung (im Rahmen des Forschungsprojekts »Arbeit und Sehen« des BMFT) beruht.

Diese Augenschule baut auf folgenden vier Tatsachen und Erkenntnissen auf:

1. Auf der Tatsache, dass die Augen Teil des Körpers sind und nur in Verbindung mit diesem gut funktionieren. Die Augenschule regt eine optimale Verbindung der Augen mit dem ganzen Körper an. Muskelgruppen und Organe, die in Verbindung mit den Augen stehen, werden in den Übungssequenzen entspannt und harmonisiert, und der Stoffwechsel zu den Augen und in den Augen wird durch geeignete Übungen angeregt.

2. Auf der Erkenntnis des amerikanischen Augenarztes und Pioniers des Augentrainings *Dr. William Bates*, dass nur entspannte Augen mit vollkommen entspannten inneren und äußeren Augenmuskeln gut sehen. Auf wirkungsvolle Augenentspannungsübungen wird in der Augenschule großer Wert (und angemessene Übungszeit) gelegt. Das Grundprinzip: Entspannungszeit bei Augenübungen (mindestens) ebenso lang wie die aktive Übungszeit.

3. Auf der Erkenntnis der amerikanischen Wissenschaftler *David Hubel* und *Torsten Wiesel* (wofür beide den

Nobelpreis bekamen), dass das menschliche Gehirn (der eigentliche Sitz des Sehvorgangs; auch die Netzhaut im Auge ist Teil des Gehirns) andauernd zwischen zwei Sehweisen (Modi) wechselt. David Hubel nannte sie den »Was-Modus«: (Was ist es, das ich sehe?) und den »Wo-Modus« (Wo bin ich im Raum?). Für den »Was-Modus« benutzt das Gehirn die Fovea centralis (Sehgrube) der Netzhaut in Verbindung mit dem visuellen Gedächtnis, für den »Wo-Modus« die gesamte Netzhaut (Retina) in Verbindung mit den Informationen aller anderen Sinne, die dabei aktiviert werden. Nur wenn beide Sehweisen abwechselnd oder gleichzeitig aktiv sind – foveales UND retinales Sehen –, nutzen wir die Ressourcen des Sehsinns in Verbindung mit allen anderen Sinnen vollständig und vermeiden eine Vereinseitigung des Sehens mit entsprechenden negativen Beeinträchtigungen der Sehfähigkeit. Bei der Bildschirmarbeit beispielsweise wird der »Wo-Modus« so gut wie gar nicht benutzt, und eine Vereinseitigung des Sehsinns ist fast zwangsläufig die Folge.

4. Auf der Tatsache, dass die biologische Sehkraft der Netzhautzellen sich in der Dunkelheit regeneriert (eine Erkenntnis der Zellbiologie) und sich bei Lichteinfall verbraucht. Dunkelpausen (»optisches Fasten«) und Übungen zur optimalen Licht- und Farbsensibilität (»Lichtbaden«, »Farbenbaden«) regenerieren und steigern die Sehkraft in Verbindung mit gesunden Nährstoffen durch eine ausgewogene Ernährung.

Das menschliche Auge

Die Aderhaut sorgt für die optimale Durchblutung und damit Nährstoffversorgung der Netzhaut. Die Blutzufuhr und der Blutabfluss geschehen fast ausschließlich durch den Sehnerv und die Augenmuskeln (→ Bild Seite 44).

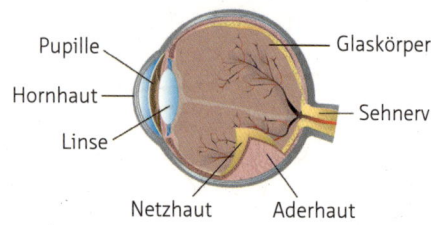

Die Augenlinse ist durchsichtig, elastisch und hat etwa die Konsistenz von Bausilikon: Sie gibt auf Zug oder Druck nach, geht aber immer wieder in ihre Ursprungsform zurück. Sie ist von einem Muskelfaserring im Inneren des Augapfels (dem Ziliarkörper) umgeben. Beim Blick in die Ferne ziehen diese Muskelfasern die Linse flach auseinander, beim Blick auf die Nasenspitze zieht sich die Linse zusammen und wird dick. Durch diese Bewegung saugt die Linse Kammerwasser durch die Zellmembrane und gibt Schlackenstoffe ab. So bleibt sie durchsichtig und klar, optimalerweise ein Leben lang.

Der puddingartige Glaskörper füllt fast den gesamten Innenraum des Augapfels aus. Seine wichtigste Aufgabe besteht darin, die Form des Augapfels zu bewahren und

die Netzhaut mit gleichmäßigem Druck an die Innen-
wand des Augapfels anzuschmiegen, damit sie sich nicht
ablöst.

Die Hornhaut ist wie eine kreisrunde, durchsichtige
Kuppel vor den Augapfel gewölbt. Die Hornhaut wirkt
wie eine Sammellinse und eine Streulinse zugleich: Sie
bündelt etwa 50 bis 60 Prozent des einfallenden Lichts
auf die etwa fünf Millionen Zapfen in der Stelle des
schärfsten Sehens in der Netzhaut, den verbleibenden
Rest streut sie über die gesamte Netzhautfläche.

Die Netzhaut ist der vorgelagerte Teil des Gehirns im
Auge, dünn wie Seidenpapier und lose, nur am Sehnerv-
kopf und Ziliarkörper befestigt. Sie enthält die licht- und
dunkelsensiblen 120 Millionen Stäbchen und sechs
Millionen Zapfen jedes Auges. Sie ist der am feinsten
durchblutete und nährstoffbedürftigste Teil des Körpers.

Die Regenbogenhaut zeigt durch ihre Pigmentierung
Ihre Augenfarbe und reguliert den Lichteinfall.

Der Sehnerv besteht aus etwa einer Million gebündelter
Nervenfasern, die Informationen von der Netzhaut in das
visuelle Gehirn im Hinterkopf führen. Etwa in der Mitte
des Kopfes zweigt die sogenannte »energetische Seh-
bahn« ab und versorgt die Zirbeldrüse und Hypophyse
mit Licht für die biologische Lichtsteuerung des Körpers.

Wie ist die Augenschule aufgebaut?

Die Augenschule ist als Kursprogramm (z. B. für die betriebliche und außerbetriebliche Gesundheitsförderung sowie für VHS-Kurse) und Individualtraining für Jugendliche und Erwachsene jeden Alters konzipiert. Sie wird von ausgebildeten Augenschule-KursleiterInnen durchgeführt. Sie besteht in der Regel aus acht aufeinander aufbauenden Modulen.

Der modulare Aufbau steigert die Wirkung des Programms, da jedes nachfolgende Modul auf dem vorhergehenden aufbaut. Der ganze Kurs optimiert die individuell vorhandenen, grundlegenden Funktionen und Qualitäten des Sehsinns, unabhängig davon, ob jemand fehlsichtig oder normalsichtig ist.

Fehlsichtige stärken und optimieren die vorhandene Sehleistung, Normalsichtige beugen Sehschwächen vor.

INFO

DIE SEHPYRAMIDE ERKLIMMEN

Mithilfe der Übungen der acht Module der Augenschule werden Sie – wahlweise in acht Tagen oder in acht Wochen – Ihren Sehsinn nachhaltig und wirkungsvoll zur Entfaltung bringen.

Die Augenschule-Sehpyramide

Der modulare Aufbau der Augenschule lässt sich als Sehpyramide darstellen:

Modul 8
Achtsam und bewusst sehen im Alltag

Modul 7
Visuelles Gedächtnis und bildhafte Fantasie anregen

Modul 6
Den Farbensinn beleben und die Sehkraft stärken

Modul 5
Beidäugig und räumlich sehen

Modul 4
Das Nah-Fern-Sehen optimieren

Modul 3
Das Gesichtsfeld weiten und mit allen Sinnen schauen

Modul 2
Die optimale Augenbeweglichkeit und Sehschärfe fördern

Modul 1
Die Augen als Teil des Körpers erleben und entspannen

Die Kernidee der Augenschule

Der Ansatz der Augenschule ist es, einen bewussten und achtsamen Umgang mit den Augen und dem Sehsinn im Alltag zu vermitteln. Bewusst mit den eigenen Augen und dem Sehsinn umzugehen heißt zu wissen, wie die Augen mit dem ganzen Körper zusammenhängen, und zu erleben, wie Körper und Augen optimal zusammenarbeiten. Es heißt auch, sich bewusst zu sein, wie der Sehvorgang von einer optimalen Atmung (für die Sauerstoffversorgung aller Zellen des Körpers einschließlich Augen und Gehirn) und einer optimalen Ernährung und Durchblutung der Augen und des visuellen Gehirns abhängig ist.

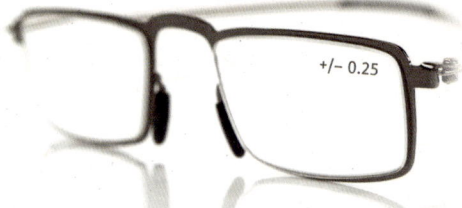

+/~ 0.25

Das ist auch der Grund dafür, dass die Sehkraft und sogar die Sehschärfe bei allen Menschen im Laufe des Tages schwanken (wie auch der Blutdruck). Wir sind nicht immer gleich gut drauf. Sind wir erschöpft, dann wirkt sich das auch auf die Sehfähigkeit aus. Sind wir euphorisch, dann sehen wir lichtvoller und intensiver. Es ist eine Illusion zu glauben, dass wir immer gleich scharf sehen. Im Schnitt (nach einem Forschungsprogramm der Uni Münster) schwankt die Sehschärfe um 0,25

Dioptrien im Laufe des Tages, manchmal aber auch erheblich mehr.

Achtsam mit den Augen und der eigenen Sehfähigkeit umzugehen – so perfekt oder eingeschränkt diese auch sein mag –, heißt, sich gewahr zu werden, dass man nicht immer gleich sieht, sondern in Abhängigkeit von der jeweiligen körperlichen, geistigen und seelischen Verfassung. Der Sehsinn vermittelt der individuellen Wahrnehmung im Augenblick des Sehens bildhafte Information aus der Außenwelt, diese spiegelt sich durch das Licht im Auge. Wir nehmen aber auch bildhafte Information aus der Innenwelt wahr, z. B. beim Träumen, aber auch durch das visuelle Gedächtnis und die bildhafte Vorstellungsfähigkeit. Zur Sehfähigkeit gehört auch die innere Sehfähigkeit.

Während wir träumen oder uns innere Bilder vorstellen, arbeitet der Sehsinn mit allen Muskelbewegungen exakt genau so wie beim Sehen von Bildern aus der Außenwelt. Manche Menschen wachen morgens mit angestrengten Augen und verschwommenem Sehen auf und wundern sich, woran das liegt: Sie haben vermutlich angestrengt geträumt, das heißt, ihre Augen haben sich beim Träumen erschöpft. Manche Sehprobleme entstehen quasi über Nacht, oft in Lebensphasen, in denen die psychische oder mentale Stressbewältigung in Träumen stattfindet, die vom Wachbewusstsein aber verdrängt werden. In diesen Lebensphasen benötigen die Augen viel Entspannung.

Wie üben?

Dieser Ratgeber bietet Ihnen die Augenschule in verkürzter, alltagstauglicher Form für den Fall, dass Sie keinen Kurs oder kein Individualtraining in Ihrer Nähe finden oder selbst nach einem Buch üben möchten. Dabei schlage ich Ihnen folgende Vorgehensweise vor: Machen Sie sich mit dem modularen Aufbau des Programms vertraut, indem Sie sich einen Überblick verschaffen (→ »Die Augenschule-Sehpyramide« Seite 19). Gehen Sie systematisch vor. Wählen Sie einen Zeitraum aus, in dem Sie die Augenschule praktizieren wollen.
Vorschlag a): das Acht-Tage-Programm,
Vorschlag b): das Acht-Wochen-Programm oder
Vorschlag c): der Augenschule-Schnupperkurs.

Das Acht-Tage-Programm

Beim Acht-Tage-Programm nehmen Sie sich vor, an acht Tagen hintereinander an jedem Tag die Übungen und Hinweise aus einem Modul bei jeder sich bietenden Gelegenheit umzusetzen, beginnend mit Modul 1, endend mit Modul 8. Tragen Sie dieses Buch in dieser Zeit einfach bei sich, nehmen Sie es überallhin mit und praktizieren Sie die angegebenen Übungen im Laufe des Tages einmal in der angegebenen Reihenfolge und dann nach Lust, Laune und Gelegenheit, wie es sich ergibt. Sie werden in relativ kurzer Zeit Ihren Sehsinn entspannen und systematisch beleben.

Das Acht-Wochen-Programm

Beim Acht-Wochen-Programm nehmen Sie sich für jedes Modul eine ganze Woche Zeit, die Übungen und Tipps bei jeder sich bietenden Gelegenheit umzusetzen. Sie werden dabei viel über Ihren persönlichen Sehsinn erfahren und eine systematische Erweiterung seiner Möglichkeiten erleben. Das visuelle Gehirn ist plastisch, und wir nutzen im Alltag längst nicht all seine Potenziale. Sie werden in den acht Wochen nachhaltig erleben, wie entspannungs-, entwicklungs- und steigerungsfähig Ihr Sehsinn ist, im Vergleich zur Ausgangssituation.

Der Augenschule-Schnupperkurs

Der Schnupperkurs ist am wenigsten zeitaufwendig: Üben Sie einfach spontan mit den Übungen, die Sie neugierig machen, und mit den Übungstafeln im Buch. Die Wirkung der meisten Übungen ist unmittelbar und sofort feststellbar – und nicht erst nach langer Übungszeit. Vielleicht nehmen Sie sich dann vor, bei passender Gelegenheit das Acht-Tage- oder das Acht-Wochen-Programm zu praktizieren.

TIPP

Legen Sie sich das Buch eine Woche lang (oder auch länger) auf den Schreibtisch oder in Ihre Leseecke und nehmen Sie sich vor, jeden Tag in der Reihenfolge der Übungen mit einer Sehtafel zu üben.

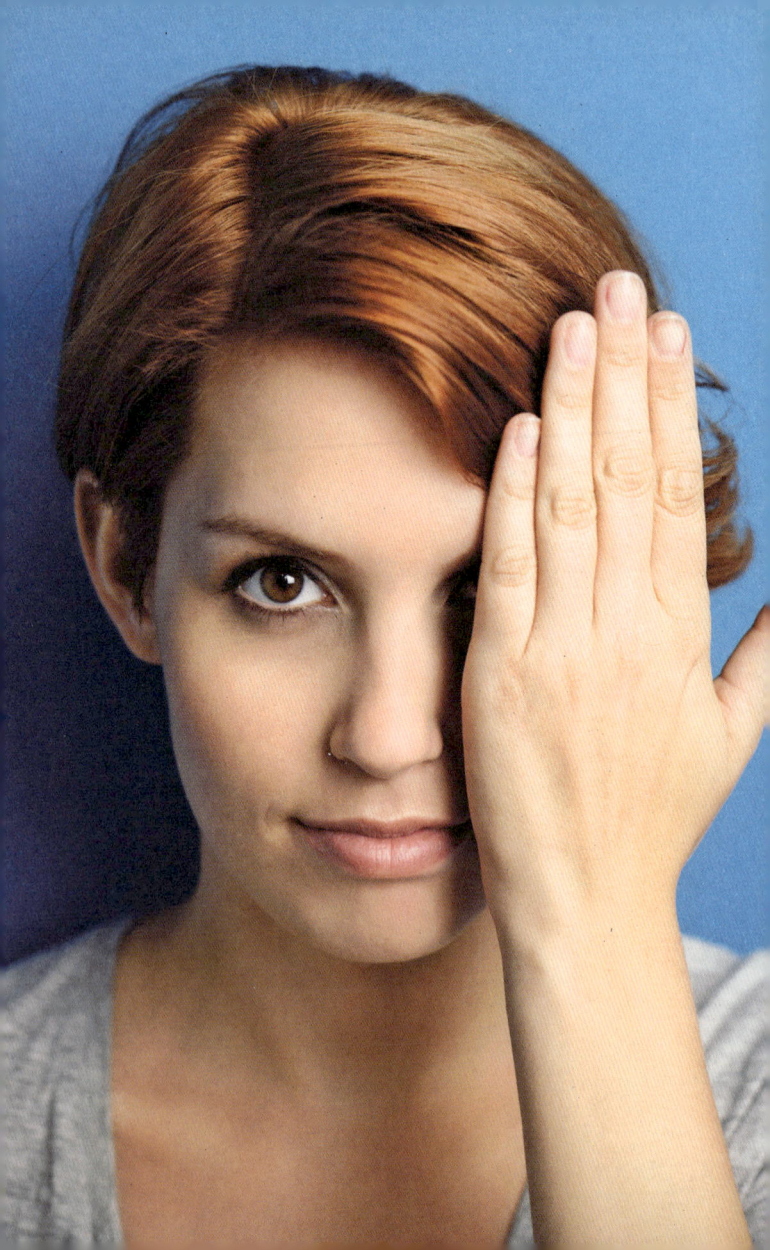

Die Augenschule als Selbsthilfe- programm

Mit dem folgenden Übungsprogramm begeben Sie sich auf eine spannende Reise durch Ihren Sehsinn. Sie verfolgen und erleben die Vielfalt seiner Aufgaben und Qualitäten.

Erster Tag/Erste Woche: Modul 1

Ziel: Die Augen als Teil des Körpers beleben und entspannen

Worum es in diesem Modul geht

Die wichtigsten Bereiche des Körpers, die mit den Augen zusammenhängen und die wir in der Augenschule immer bewusst einbeziehen und entspannen, sind:

Die äußeren Augenmuskeln

Die beiden Augäpfel sind nur durch die jeweils sechs äußeren Augenmuskeln und die zwei Sehnerven mit dem Rest des Körpers verbunden. Das heißt, dass alle Nährstoffe zu den Zellen im Augeninneren durch Adern in den Sehnerven und Augenmuskeln hindurchmüssen, ebenso wie die Stoffwechsel-Endprodukte (»Schlackenstoffe«) durch Venen und Lymphgefäße in den Muskeln wieder hinausgeleitet werden. Verspannte Augenmuskeln vermindern den Stoffwechsel, entspannte befördern ihn.

Der Kiefer

Ein verspannter Kiefer engt das Gesichtsfeld ein. Der Grund sind Nervenverbindungen zwischen Kiefer und Augenmuskeln. Man könnte sagen: Wer verbissen durchs Leben geht, hat auch einen Scheuklappenblick. Das ist mit ein Grund fürs Zähneknirschen, vor allem nachts oder in Phasen der visuellen Hochkonzentration, z. B. beim Lernen für Prüfungen.

Der Nacken

Auch der Nacken ist ein Engpass zwischen Rumpf und Kopf. Wichtige Nervenstränge, Adern und Venen gehen durch den hinteren Nacken in den Hinterkopf, wo sich das Sehzentrum des Gehirns befindet. Chronische Verspannungen und Blockaden im Nacken sind eine häufige Ursache für Sehprobleme und begleiten diese.

Die Art und Weise des Bodenkontaktes

Sie werden sich vielleicht fragen: »Was haben denn die Füße mit den Augen zu tun?« Nun, von Natur aus sind nicht die Augen dafür zuständig, beim Gehen über unebenes Gelände den Körper im Gleichgewicht zu halten, sondern der vestibuläre Sinn (Gleichgewichtssinn). Das hat evolutionäre Gründe: Die Augen mussten und sollten frei sein, überallhin zu blicken, um beispielsweise Gefahren oder Beute rechtzeitig zu erkennen. Das heißt, dass der Körper sich durch den Gleichgewichtssinn (der auch mit dem peripheren Sehen verbunden ist) im Gleichgewicht halten möchte, nicht mit dem fokussierenden Blick der Augen. Nur dahin zu blicken, wohin man die Füße setzt (also im Detail zu fokussieren, das heißt, den »Was-Modus« zu benutzen), ist von der Natur dafür nicht vorgesehen und auch kontraproduktiv. Wer ein Tablett mit Gläsern durch eine Menschenmenge trägt und auf das Tablett blickt, stößt garantiert an oder stolpert. Nur wer den Raum als Ganzes im Blick hat und alle Zwischenräume auf einmal wahrnimmt (also den »Wo-

Modus« benutzt mit dem peripheren Sehen), balanciert mühelos hindurch. (Fast) alle Brillenträger(innen) benutzen aber den »Was-Modus« mit dem fokussierenden Blick, um sich auf unebenem Gelände oder beim Stufengehen mit den Augen festzuhalten. Dafür sind die Augen von Natur aus nicht vorgesehen, und das engt ihre Beweglichkeit auf Dauer enorm ein.

ZUSAMMENFASSUNG

INFO

Die Natur hat es so eingerichtet, dass das Gehirn je nach Sehaufgabe zwischen dem »Was-Modus« (Was ist es, das ich sehe?) und dem »Wo-Modus« (Wo bin ich im Raum, was ist um mich herum?) wechseln kann. Im »Was-Modus« wird die fokussierende Sehschärfe erhöht, aber das Gesichtsfeld verengt, die anderen Sinne werden gedämpft. Im »Wo-Modus« werden die anderen Sinne geschärft, die Sehschärfe gemindert, aber das Gesichtsfeld geweitet und die Bewegungs- und Kontrastwahrnehmung gesteigert. Im »Wo-Modus« bin ich hellwach mit allen Sinnen, verzichte aber auf punktuelle Detailwahrnehmung und nehme auch in den äußersten Augenwinkeln mit weich offenen Augen (wie beim Staunen) wahr. Es ist einleuchtend, dass wir beide Sehweisen benötigen. Daher der Satz: »Man kann die Welt von zwei Seiten sehen«, der eigentlich heißen müsste: »Man kann die Welt auf zwei Weisen sehen«.

INFO

Sehen im »Was-Modus« könnte man als »Verstandes-Sehen« oder »intellektuelles Sehen« beschreiben, Sehen im »Wo-Modus« als »Instinktsehen« oder auch »intuitives Sehen«.

Im Forschungsprojekt »Arbeit und Sehen« des BMFT wurden viele im Zusammenhang mit der Bildschirmarbeit auftretende Probleme als Folgen einer Vereinseitigung der Sehweise identifiziert und beschrieben[*].

Ziel der Augenschule ist es, eine solche Vereinseitigung des Sehens zu überwinden und eine für beide Sehweisen offene, achtsame und bewusste Wahrnehmung mit allen Sinnen zu erreichen, ein Sehen mit wachem Instinkt, mit achtsamer Herz-Intuition und mit klarem Verstand.

Wir beginnen dafür im Modul 1 als Basis der Sehpyramide, die wir im Kurs aufbauen und erklimmen, die Augen immer im Zusammenspiel mit dem ganzen Körper wahrzunehmen und dabei auf spürbare Entspannung der oben beschriebenen Bereiche zu achten. Darüber hinaus machen wir uns die Augen als licht- und dunkelsensible Organe bewusst und beleben und entspannen diese mit einfachen, wirkungsvollen Übungen.

Die Erläuterungen für dieses Modul sind aus gutem Grund hier so ausführlich: Unsere Sehpyramide soll auf einem hervorragenden Fundament errichtet werden.

[*] (Quelle: http://www.isf-muenchen.de/pdf/isf-archiv/
 1998-boehle-weishaupt-taetigkeitsbezogene-sehschulung.pdf)

Übung 1: Therapeutisches Gähnen, Rekeln und Strecken

Anwendung: morgens und zwischendurch

Kein Tier springt nach einer Ruhepause auf und rennt weg (außer im Notfall). In der Regel findet folgendes Ritual statt: Herzhaftes Gähnen mit weit geöffnetem Mund (weitet das Lungenvolumen, füllt die Lungenbläschen und versorgt das Blut mit Sauerstoff) und Rekeln und Strecken der Gliedmaßen (transportiert mit dem Blut ausreichend Nährstoffe und Sauerstoff in die Muskelzellen für bevorstehende Aktivität). Der Gähnreflex signalisiert dem Gehirn: »Hier wird jemand wach, bitte die Tränendrüsen aktivieren.« Nachts ist der Tränenfluss gedrosselt, da die Augen geschlossen sind, die Flüssigkeit nicht verdunsten kann und außerdem der Lidreflex ausgeschaltet ist. Der Lidreflex massiert die Tränenflüssigkeit in die obersten Zellschichten der Hornhaut hinein, als Nährflüssigkeit und für deren Elastizität und Durchsichtigkeit. Deshalb werden die Augen beim Gähnen feucht – die beste Vorbeugung und ein Mittel gegen trockene Augen.

Am offenen Fenster (frische Luft!) herzhaft rekeln, strecken und gähnen, mit weit offenem Mund – mehrmals, bis die Augen feucht sind (sie werden es!). P. S.: Da Gähnen in unserer Kultur als Zeichen von Müdigkeit oder Desinteresse interpretiert wird und wir dadurch lernen, den Gähnreflex zu unterdrücken, wird die Übung in der Augenschule als »therapeutisches Gähnen« bezeichnet. Therapeutisches Gähnen ist sinnvoll und erlaubt.

Wo immer möglich, rekeln und strecken Sie sich und gähnen dabei herzhaft mit weit offenem Mund – wenn Sie allein sind oder niemand es mitbekommt, oder gemeinsam mit Familienmitgliedern oder Kolleginnen, denen Sie das »therapeutische Gähnen« als Wachwerde- und Vorbeugungsübung gegen trockene Augen beibringen. Das steckt an und löst Heiterkeit und Wohlbefinden aus.

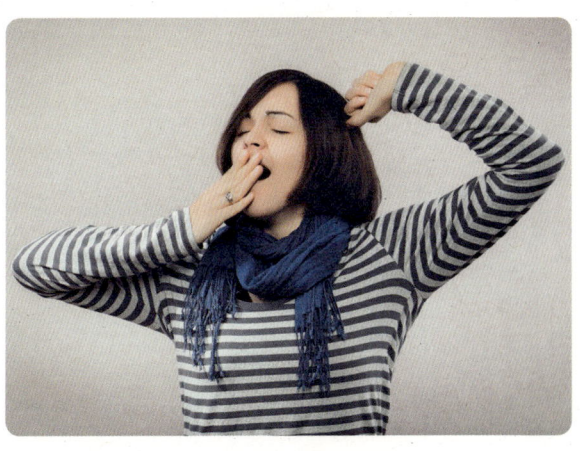

Übung 2: Acht mal Acht

Anwendung: je einmal am Vormittag und am Nachmittag

Acht mal Acht ist eine (auch bürotaugliche) bewährte kleine Übungssequenz, die Energie im Körper freisetzt und in Richtung Augen und Gehirn fließen lässt.

Jede liegende Acht beginnt mit einer Aufwärtsbewegung aus der Mitte nach links oder rechts. Zeichnen Sie achtmal die Form einer liegenden Acht. Stellen Sie sich bequem hin, die Füße etwa schulterweit auseinander.

1. Mit dem linken Fuß (evtl. mit einer Hand an einer Stuhllehne oder der Wand abstützen)
2. Mit dem rechten Fuß (dito)
3. Mit dem Becken (beide Hände an die Hüftknochen anlegen)
4. Mit der linken Hand (wie beim Dirigieren)
5. Mit der rechten Hand (dito)
6. Mit beiden Handflächen aneinandergelegt
7. Mit der Nasenspitze (als wäre dort ein Pinsel oder Stift befestigt)
8. Mit den Augen (mithilfe der Sehtafel »Acht mal Acht« → Seite 116). Dazu halten Sie das Buch mit der Tafel in Leseentfernung quer, sodass Sie auf eine **liegende** Acht blicken. Die Nasenspitze zeigt

in die Mitte der Acht. Nur die Augen bewegen sich dann, nach links oben startend, die Achterform entlang, als ob eine imaginäre Spielzeuglokomotive über die Gleise rattert. Lassen Sie Ihre imaginäre Lok acht Runden lang fahren. Beenden Sie die Übung mit »optischem Fasten«, acht Atemzüge lang (→ Übung 3).

Übung 3: Optisches Fasten

Anwendung: nach jeder Übung und immer wieder mal zwischendurch

»Optisches Fasten« ist die Königs- bzw. Königinnenübung der Augenentspannung. Führen Sie diese Entspannungsübung wahlweise im Sitzen oder im Liegen durch. Nehmen Sie sich dafür einige Minuten Zeit.

1. Nehmen Sie eine bequeme Haltung im Sitzen oder Liegen ein, in der Ihre Atmung nicht beengt wird. Ihr Atem soll frei und entspannt fließen.
2. Reiben Sie Ihre Handflächen aneinander, sodass sich Ihre Hände erwärmen und mit Energie aufladen. Die warmen, entspannten Hände eines

Menschen strahlen heilsame, negativ geladene Ionen ab, die belebend wirken. Die Energie der auf diese Weise aufgeladenen Handflächen kann durch die geschlossenen Lider von den Augen durch die Zellmembrane hindurch unmittelbar aufgenommen werden.

3. Schließen Sie Ihre Augen. Legen Sie die Handflächen sanft über die geschlossenen Augen, sodass Ihre Finger sich auf der Stirn überkreuzen und die Handballen auf den Wangenknochen aufliegen. Die Handflächen bilden kleine Kuppeln über den geschlossenen Augen. Die Mitte der Handfläche liegt jeweils über einer Pupille, ohne dabei Druck auszuüben. Schieben Sie die Hände so zusammen, dass kein Licht mehr einfällt.

4. Wenn Sie sitzen, stützen Sie die Ellenbogen auf einem Tisch oder auf den Knien ab. Im Liegen kann ein dickes Kissen unter den Ellenbogen zu einer bequemeren Haltung der Hände beitragen. Entspannen Sie den ganzen Körper, auch hörbar mit ein paar Seufzern.

5. Erlauben Sie Ihren Augäpfeln, entweder – wenn Ihr Kopf vornüberhängt – in die geschlossenen Lider wie in Hängematten oder – falls Sie auf dem Rücken liegen – in die Fettpölsterchen der Augenhöhlen wie in ein Kissen hineinzusinken.

6. Nehmen Sie wahr, was unter den geschlossenen Lidern in der Dunkelheit geschieht: Ist da ein Flimmern? Tauchen Blitze, Nebel oder Muster auf? Ist die Dunkelheit überall gleich, oder bewegt sie sich? Ist sie an manchen Stellen tiefer schwarz?

7. Atmen Sie weiter entspannt ein und aus. Lassen Sie beim Ausatmen alle Gedanken, alle Empfindungen und alle Flimmererscheinungen in die Dunkelheit hineinziehen, bis sie sich im Unendlichen auflösen.

8. Nehmen Sie mit dem Einatmen die Wärme, den Schutz, die Berührung Ihrer Hände durch die geschlossenen Lider hindurch mit auf, zu den Augäpfeln hin, wie bei einer Massage.

9. Beenden Sie die Übung, indem Sie die Handflächen von den Augen lösen und diese zunächst mit geschlossenen Lidern wieder mit dem Licht vertraut machen.

Recken und strecken Sie sich, als ob Sie einen Moment geschlafen hätten. Schauen Sie sich blinzelnd um:
Wirken Ihre Augen entspannter und erfrischter?
Sehen sie etwas klarer und kontrastreicher als zuvor?
Sind die Augen feucht geworden?

Übung 4: Sonnenlichtbaden

Anwendung: nach Möglichkeit ein- bis zweimal täglich

Sonnenlichtbaden ist die Kardinalsübung der Augenbelebung.

Hinweise: Wählen Sie für diese Übung die milde Morgen-, Nachmittags- oder Abendsonne. Vermeiden Sie die grelle und hochstehende Mittagssonne. Lichtbaden immer ohne Brille, aber mit geschlossenen Augenlidern (Schutz vor Blendung).
Üben Sie im Freien oder am offenen Fenster.

1. Richten Sie Ihr Gesicht mit geschlossenen Lidern zur Sonne aus. Drehen Sie den Kopf sanft horizontal hin und her, als wollten Sie sich jeweils über die linke bzw. rechte Schulter blicken (aber mit geschlossenen Augen). Das Ganze führen Sie achtmal langsam hin und her aus. Nehmen Sie unter den geschlossenen Lidern die Gegenbewegung wahr: Wenn der Kopf nach links wandert, wandert der wahrgenommene Lichtschein unter den Lidern nach rechts, und umgekehrt.
2. Bewegen Sie nun den Kopf nach oben und unten. Der Lichtschein wandert wieder in die Gegenrichtung. Heben und senken Sie den Kopf insgesamt achtmal.

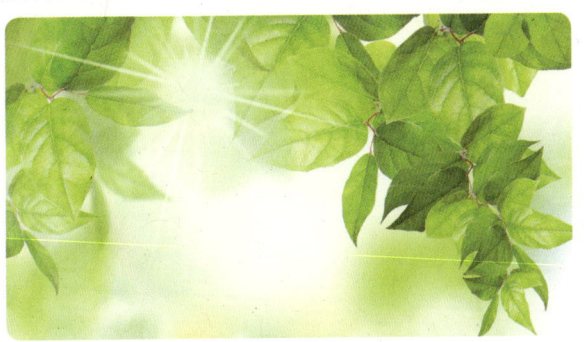

3. Die Nase wandert nun kreisend um den Lichtschein herum – die Lichtempfindung im Auge
   kreist in der Gegenrichtung. Bewegen Sie den
   Kopf abwechselnd viermal nach links und viermal
   nach rechts kreisend. Bleiben Sie dabei völlig entspannt und frei in Ihren Kopf- und Körperbewe-
   gungen. Das Licht verteilt sich während der Übung
   überallhin bis zu den Rändern des Gesichtsfeldes
   in den Augen.

4. Wenden Sie anschließend Ihren Rücken der Sonne
   zu und bleiben Sie acht Atemzüge lang so stehen,
   die Handflächen vor die geschlossenen Augen
   gelegt. Diesen Vorgang nennt man »optisches
   Fasten« (→ Seite 33 ff.). Manchmal erscheinen
   dabei beim Nachspüren in der Dunkelheit interessante Farbphänomene, die sich allmählich in
   vollkommenem Schwarz auflösen.

Übung 5: Fantasiereise »Die Lichtwiese«

Anwendung: gelegentlich nach einem Sonnenbad

Legen Sie sich entspannt auf den Rücken. Ihre Hände schirmen Ihre Augen nun von allen äußeren Eindrücken ab, und Ihre Augen fühlen sich vollkommen geborgen (→ Tipp zur Fantasiereise auf Seite 92).

»Mit jedem Ausatmen zieht alle Anspannung in die Dunkelheit hinein und löst sich dort auf. Mit jedem Einatmen lässt Du von Deinen Handflächen her eine sanfte Berührung und ein beschützendes Gefühl zu Deinen Augen hinfließen.

Stell Dir nun eine nahezu halbkugelförmige Talsenke vor, die an ihrem Boden mit grünem Gras und bunten Blumen bewachsen ist. Wie der Boden die Talsenke bedeckt, so kleidet Deine Netzhaut das Innere Deiner beiden Augäpfel aus. Versetze Dich mit allen Deinen Sinnen in diese Wiese hinein. Gehe jetzt im grünen, saftigen Gras am Boden der Talsenke spazieren. Der blaue Himmel wölbt sich hoch über dem kreisrunden Rand des Talkessels. Beim Gehen fühlst Du den weichen Grasboden unter Deinen Füßen und spürst die Wärme und Kraft des Sonnenlichts, das von oben auf Deine Haut herabstrahlt. Jeder Grashalm entspricht einer lichtempfindlichen Hell-Dunkel-Stäbchensehzelle in Deiner

Netzhaut, jede farbige Blüte in der Wiese entspricht einer farbempfindlichen Zapfensehzelle.

Gehe nun zur Mitte der Talsenke, wo sich entsprechend der Anordnung der Zapfen in Deiner Netzhaut nur Blumen befinden. Diese wachsen in einem kreisrunden Krater, der einen Durchmesser von einigen Metern hat. Hier befinden sich schier unendlich viele Blüten in Gelbgrün, Blau und Rot. Sie entsprechen den drei Zapfenarten, aus deren Signalen im Gehirn alle Farben erkannt werden. In diesem Blütenkrater wächst kein einziger Grashalm. Zum Rand des Talkessels hin wachsen dagegen immer weniger Blumen, hoch oben am Rand wächst fast nur noch grünes Gras.

Gehe eine Weile in diesem lichtdurchfluteten Talkessel spazieren. Fühle, wie jede Zelle Deiner Haut die wohltuende Wärme und Energie der Sonne aufsaugt. Spüre, wie das Licht in alle Zellen Deines Körpers hineinfließt und wie auch Deine Augen dieses Licht aufnehmen. Lass noch einmal Deinen Blick über das Blüten- und Gräsermeer schweifen, dann verabschiede Dich allmählich von diesem Ort und kehre nun langsam wieder in Deine äußere Umgebung zurück. Löse die Hände von den Augen, recke und strecke Dich. Nimm die Welt um Dich herum mit neuer Sehkraft wahr.«

INFO

DIE BIOLOGISCHE SEHKRAFT-KUR

Die Sonnenblume ist eine Pflanze, die ihre Blüten nach der Sonne ausrichtet und in ihren Samenkörnern Sonnenenergie speichert. Sonnenblumenkerne enthalten viele Nährstoffe, die den Augen guttun und die Sehkraft fördern. Zusätzlich benötigen die Augen noch viel Vitamin A.

Tipp: Essen Sie während der Augenschule täglich eine Handvoll Sonnenblumenkerne, und trinken Sie ein Glas Möhrensaft mit einem Schuss Heidelbeer-Muttersaft oder Aroniasaft und einem Tropfen Sonnenblumenöl.

Welches Licht nehme ich zum Lesen?
Ich empfehle Vollspektrumlicht, das dem Spektrum der Sonne nachgebildet ist (Informationen hierzu finden Sie im Internet unter www.natur-nah.de).

Wie lichtbaden, wenn die Sonne nicht scheint?
Die Übung »Sonnenlichtbaden« können Sie ersatzweise vor einer Lese-oder Schreibtischlampe (idealerweise Vollspektrumlicht, s. o.) durchführen, ebenfalls mit ge-

schlossenen Augen, so nah oder weit von der Lampe entfernt, dass der Lichtschein durch die geschlossenen Lider gut wahrnehmbar ist.

Zum Umgang mit Sehhilfen beim Üben und im Alltag

Verwenden Sie während der Augenschule eine Sehhilfe nur wenn nötig. Tragen Sie sie nicht beim Üben und nicht im Alltag in gewohnter Umgebung – allenfalls gelegentlich bei Bedarf eine schwächere Sehhilfe (der Übungserfolg ist dann während und nach der Augenschule sichtbarer und nachhaltiger). Im Anschluss an die Augenschule genügt für viele Situationen eine etwas schwächere Brille als zuvor. Probieren Sie es aus!

Sonnenbrillen?

Tragen Sie Sonnenbrillen möglichst nur in Extremsituationen (im Hochgebirge, in der Mittagssonne, am Strand etc., wenn Sie sich geblendet fühlen). Häufig genügt ein Hut oder eine Schirmmütze als UV- und Blendungsschutz. Durch das Lichtbaden werden die Pupillenreflexe optimal angeregt, und die Lichttoleranz kann sich dadurch deutlich steigern. Durch das häufige »optische Fasten« gewöhnt sich das Auge an Dunkelheit; die Dunkeladaption und die Dämmerungssicht können sich erheblich verbessern. Nicht zu empfehlen sind selbsttönende Gläser, sie nehmen den Pupillen jede Eigenaktivität ab.

Zweiter Tag/Zweite Woche: Modul 2

Ziel: Optimale Augenbeweglichkeit und Sehschärfe fördern

Behalten Sie bitte aus dem ersten Modul bei:

▶ das »therapeutische Gähnen, Rekeln und Strecken« vor jeder Übung (→ Seite 30 f.)

▶ das ausgiebige »optische Fasten« nach jeder Übung (→ Seite 33 ff.)

▶ »Sonnenlichtbaden« bei jeder sich bietenden Gelegenheit (→ Seite 36 f.)

Worum es in diesem Modul geht

Eine optimale Sehschärfe ist das Ergebnis eines sich immer wieder neu erzeugenden komplexen Zusammenspiels von optimaler optischer Brechkraft und optimaler Augenbeweglichkeit. Und zwar sowohl für normalsichtige als auch für fehlsichtig gewordene Augen, die für die optimale optische Brechkraft entweder künstliche Zusatzlinsen – Brillen oder Kontaktlinsen – oder andere Korrekturen wie Laser-OPs brauchen; in der Augenschule bevorzugen wir kleine Löchlein, durch die Fehlsichtige bei den Übungen blicken und die die Schärfentiefe erhöhen (→ Seite 50).

Wer als kurzsichtiger Mensch durch ein kleines Löchlein in die Weite blickt (→ Foto), kann Details in der Ferne

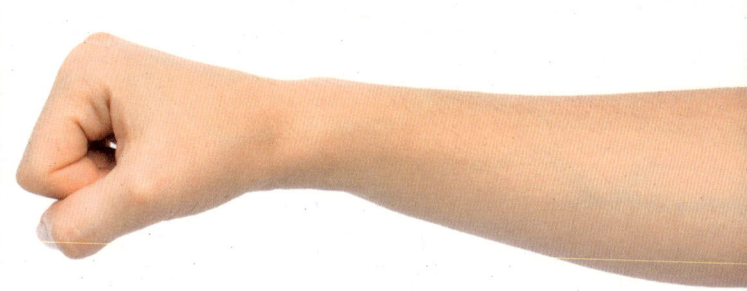

deutlich schärfer sehen, und wer als weitsichtiger
Mensch durch ein kleines Löchlein blickend weg in den
Nahbereich blickt, kann z. B. die kleine Schrift auf den
Beipackzetteln der Medikamente lesen.

Dies ist deshalb möglich, weil wir nur in der Netzhautmitte scharf sehen können (nur dort sitzen Rezeptoren
dafür), und durch ein kleines Löchlein oder einen kleinen
Spalt führen wir die einfallenden Lichtstrahlen direkt auf
diese Stelle, ohne dass diese dafür durch eine Linse zur
Mitte hin gelenkt (»gebrochen«) werden müssten. Deshalb muss sich der Augapfel mithilfe von sechs äußeren
Muskeln immer exakt auf die Mitte des Objekts ausrich-
ten, das wir detailgenau sehen möchten.

Die Sehforschung konnte entschlüsseln, dass beim
Sehen von Details bis zu 60 kleine Ruckelbewegungen
(»Mikrosaccaden«) in den je sechs äußeren Muskeln der
beiden Augäpfel stattfinden.

Diese Microsaccaden sind der Grund dafür, dass die
Augen aufzuleuchten scheinen, wenn wir etwas mit Interesse betrachten: Die schnellen Blicksprünge erzeugen

viele kleine Lichtreflexe auf der Hornhautoberfläche.
Wir sprechen dann von strahlenden oder leuchtenden
Augen.

Durch Anstrengung beim Fokussieren (z. B. beim Lesen
oder bei der Bildschirmarbeit) erlahmen die Saccaden
oder finden bis auf grobe Springbewegungen gar nicht
mehr statt. Wenn Sie nach einer visuellen Anstrengung
in den Spiegel blicken, funkeln und glitzern die Augen
eher nicht.

Ziel der folgenden Übungen und Tipps in Modul 2 ist, die
Augenmuskeln immer feiner beweglich werden zu lassen, damit sie beim Sehen die Mikrosaccaden erzeugen,
die Ihre Augen zum Funkeln und Strahlen bringen und
dazu beitragen, eine optimale Sehschärfe zu erzeugen.

*Hier sehen Sie, wie beeindruckend lang und breit die äußeren
Augenmuskeln sind.*

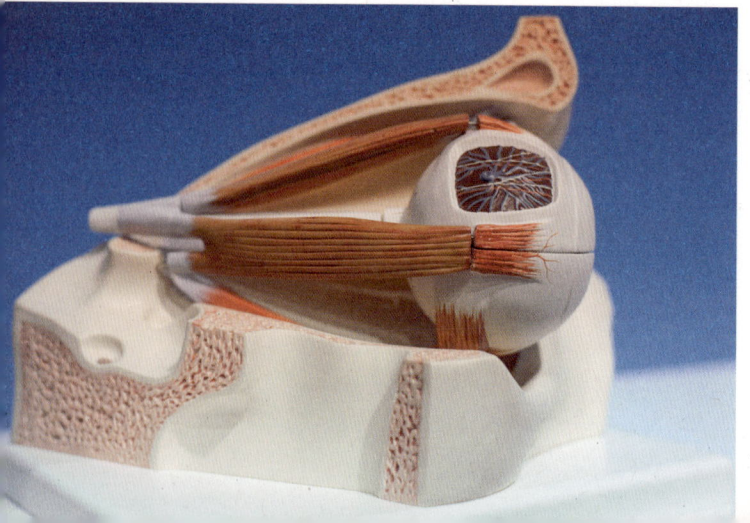

INFO

TRAINING FÜR DIE AUGENMUSKELN?

Ein hartnäckiger Irrtum über das Augentraining besteht darin zu glauben, dass die Augenmuskeln durch Training gestärkt werden müssten. Das ist grundlegend falsch. Die jeweils sechs äußeren Augenmuskeln an jedem der beiden Augäpfel sind, was die reine Muskelkraft betrifft, in jedem Fall kräftig genug. Sie brauchen kein Muskeltraining im Sinne von kraftvollen Dehnungen und Anstrengungen beim Blicken in alle Richtungen. Sie brauchen im Gegenteil Entspannung. Die Augenmuskeln gehören zu den am feinsten steuerbaren Muskeln des Körpers.

Das Gehirn verwendet eine vergleichsweise große Region allein für die Steuerung dieser Muskeln und kann jede einzelne Muskelfaser einzeln ansteuern. Dies ist nötig für ganz feine, schnelle, unbewusst stattfindende Augenbewegungen beim detailinteressierten Sehen (die Mikrosaccaden). Bis zu 60 mikroskopisch kleine Ruckelbewegungen führen die Augen, wie schon erwähnt, beim wachen, interessierten und aufmerksamen Sehen durch.

Nur vollkommen entspannte und geschmeidige Augenmuskeln sind dazu fähig. Stellen Sie sich die Virtuosität der Fingerbewegungen beim meisterhaften Klavierspiel vor – dafür braucht es auch kein Krafttraining, sondern gefühlvolle Feinbeweglichkeit. Es geht also bei den Übungen um eine optimale Lockerung und Entspannung der Augenmuskeln.

Übung 1: Pendelschwung

Anwendung: einmal vormittags und einmal nachmittags

Stellen Sie sich so hin, dass Ihr Blick in die Ferne gerichtet sein kann – z. B. vor ein Fenster.
Stellen Sie die Füße etwas mehr als schulterbreit auseinander. Pendeln Sie mit dem ganzen Körper hin und her, indem Sie das Gewicht abwechselnd von einem Fuß auf den anderen verlagern. Der Blick ist zur Horizontlinie gerichtet, die Schultern und Arme hängen locker herab.
Nehmen Sie wahr, wie der Horizont scheinbar mit Ihnen mitzieht? Pendeln Sie noch etwas schwungvoller hin und her, und verlagern Sie das Gewicht dabei auf die Außenkanten der Füße – zieht die Horizontlinie dann noch schwungvoller mit?
Während der Horizont in der Pendelrichtung mitschwingt, bewegt sich der Vordergrund (z. B. der Fensterrahmen) in entgegengesetzter Richtung? Nehmen Sie diese entgegengesetzte Pendelbewegung von Vorder- und Hintergrund ein paar Minuten lang wahr, und spielen Sie mit verschiedenen Pendelgeschwindigkeiten und -weiten. Vielleicht wählen Sie sich dazu ein anregendes Musikstück aus.
Pendeln Sie langsam aus. Hat sich Ihre Tiefen- und Breitenwahrnehmung verändert?

Übung 2: Schlangenlinien zeichnen

Anwendung: gelegentlich zwischendurch

Decken Sie mit der linken Handfläche das linke Auge ab, und zeichnen Sie mit dem rechten Zeigefinger Schlangenlinien in die Luft. Folgen Sie mit dem Blick des geöffneten Auges der Bewegung des Zeigefingers. Weiten Sie die Bewegung immer mehr in alle Richtungen aus.

Stellen Sie sich nun vor, der Zeigefinger malt etwas in die Wolken (oder den Raum) hinein, und Sie folgen seiner Bewegung mit dem Blick in die Weite. Decken Sie nun mit der rechten Handfläche das rechte Auge ab, und zeichnen Sie Schlangenlinien mit dem linken Zeigefinger.

Folgen Sie der Bewegung des linken Zeigefingers mit dem Blick des linken Auges, und weiten Sie die Bewegung immer mehr in alle Richtungen aus. Malen Sie dann wieder Muster in die Wolken (oder den Raum) hinein, und folgen Sie den Fingerbewegungen mit Blick in die Weite. Reiben Sie anschließend die Handflächen aneinander, und praktizieren Sie das »optische Fasten« (→ Seite 33 ff.) acht tiefe Atemzüge lang. Wiegen und schaukeln Sie die Augäpfel dabei, als ob diese in den geschlossenen Augenlidern wie in Hängematten lägen.

Übung 3: Augenspaziergang im Labyrinth

Anwendung: gelegentlich zwischendurch

Üben Sie mit der Sehtafel auf Seite 117!

Schauen Sie auf das Bild, und folgen Sie dazu den Labyrinthwegen mit den Augen. Stellen Sie sich einen Marienkäfer vor, der an einer mit Ihrer Nasenspitze verbundenen Leine vor Ihnen herläuft. Führen Sie den Marienkäfer mit kleinen Bewegungen Ihrer Nase durch die Gänge, und imitieren Sie dabei das Trippeln des Käfers mit Ihrem Lidschlag.

Übung 4: Mit dem Nasenpinsel umranden

Anwendung: gelegentlich zwischendurch

Stellen Sie sich vor, an Ihrer Nasenspitze befände sich ein kleiner, dünner, langer Pinsel, mit den Borsten nach vorn. Stellen Sie sich den Nasenpinsel beim Lesen dieser Zeilen vor, und lassen Sie seine Borsten mit über die Buchstaben gleiten, als ob sie diese beim Lesen berühren. Am Ende einer jeden Zeile führen Sie den Pinsel über den weißen Zwischenraum bis zum Anfang der nächsten Zeile zurück.

Tunken Sie in Ihrer Fantasie Ihren Nasenpinsel in das weißeste Deckweiß, das Sie sich vorstellen können, und malen Sie es zwischen die Zeilen und um die einzelnen Buchstaben herum. Nachdem Sie auf diese Weise die Buchstaben einiger Zeilen mit imaginärem Deckweiß umrandet haben, schirmen Sie die Augen für eine Weile mit den Händen ab (»optisches Fasten«) und spüren der Wirkung dieser Übung nach. Im ersten, frischen Moment nach Öffnen der Augen: Kommen Ihnen die Buchstaben schwärzer und kontrastreicher vor? Das zeigt Ihnen, dass die Kontrastintensität (Sehschärfe) durch Fein-beweglichkeit (Mikrosaccaden) gesteigert werden kann und es sich lohnt, sie zu trainieren.

Umranden Sie auf diese Weise (also jeweils einäu-gig) immer wieder (falls Sie fehlsichtig sind, auch verschwommen gesehene) Buchstaben, Zeichen, Kontraste in jeder beliebigen Entfernung, und zeich-nen Sie mit dem imaginären Nasenpinsel Deckweiß (oder Farben) um die Konturen herum.

TIPP

Diese Übung geht auch beidäugig, z. B. beim Warten an der Bushaltestelle, bei Bahnfahrten aus dem Fenster hinaus, beim Blick auf die Kinoleinwand oder den Fernseher, etc.

Übung 5: Durch Löchlein umranden

Anwendung: gelegentlich zwischendurch

Dies ist eine Variante für alle Fehlsichtigen. Praktizieren Sie die Übung mithilfe einer Rasterbrille (→ nebenstehendes Foto) oder indem Sie durch ein kleines, mithilfe von Daumen und eingerolltem Zeigefinger gebildetes Löchlein blicken.

Bedecken Sie ein Auge bzw. die Rasterscheibe vor einem Auge mit der Handfläche, blicken Sie durch ein einziges Löchlein der Scheibe oder ein mit der freien Hand gebildetes Löchlein, und führen Sie den Blick durch das Löchlein hindurch, indem Sie den Kopf und das Löchlein etwas bewegen, um Gegenstände, Formen, Buchstaben etc. herum.

Stellen Sie sich vor, Sie malen durch das Löchlein mit Ihrem Blick (und einem imaginären Nasenpinsel) Deckweiß um dunkle Flächen und Linien herum. Praktizieren Sie diese Übung bei jeder sich bietenden Gelegenheit, und achten Sie darauf, dass Sie die Augen abwechseln. Sie erfahren dabei viel über die unterschiedliche Sehweise beider Augen (keine zwei Augen sehen gleich).

Sie werden die Augen in den ersten vier Modulen der Augenschule häufig einzeln trainieren, bevor Sie im fünften Modul das beidäugige Sehen optimieren.

INFO

DIE RASTERBRILLE

Dies ist eine Brille mit einem abgedunkelten Punkt- oder Quadratraster aus Kunststoff. Sie hilft, die Augen auf natürliche Weise zu trainieren. Durch den aus der Fotografie bekannten »Lochblendeneffekt« wird die Sehschärfe erhöht. Der Trainingseffekt entsteht, wenn beim Umherlaufen mit der Brille der Blick spontan durch immer andere Löchlein geht und dadurch die Mikrosaccaden angeregt werden.

Ab circa 15 Blicksprüngen pro Sekunde setzt das Gehirn die Einzelbilder zusammen (wie früher beim Kinofilm), der Gittereffekt wird vermindert, und man sieht ein zusammenhängendes Bild.

Für Fehlsichtige eine zeitweilige Alternative zur Brille, auch zum Lesen und beim Fernsehen.

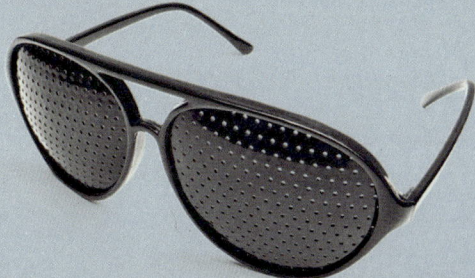

»Rasterbrille – das Augentraining« von Wolfgang Hätscher-Rosenbauer, Visiovital-Verlag. Buch + Rasterbrille für 19,95 €
www.visiovital.de

Dritter Tag/Dritte Woche: Modul 3

Ziel: Das Gesichtsfeld weiten

Behalten Sie bitte aus den ersten beiden Modulen bei:

▶ das »therapeutische Gähnen, Rekeln, Strecken« (→ Seite 30 f.) und/oder »Acht mal Acht« (→ Seite 32 f.)
▶ gelegentliches »Sonnenlichtbaden« (→ Seite 36 f.) und häufiges »optisches Fasten« (→ Seite 33 ff.)
▶ das Umranden von Gegenständen mit dem imaginären »Nasenpinsel« (→ Seite 48 f.), bei Fehlsichtigkeit mit Blick durch »Löchlein« (→ Seite 50)

Worum es in diesem Modul geht

In diesem Modul geht es darum, nicht nur mit der Stelle des schärfsten Sehens (Fovea centralis), sondern mit der gesamten Netzhaut (Retina) zu sehen.

Wie eingangs erwähnt, kann das Gehirn fortlaufend zwischen zwei Sehweisen wechseln: Der »Was-Modus« ist gekoppelt an die Netzhautmitte (Fovea centralis) und damit an die Sehschärfe (nur mit dieser kleinen Stelle von einem Millimeter Durchmesser im Auge und den dort befindlichen etwa fünf Millionen Zapfen können wir scharf sehen). Hornhaut und Linse des Auges bündeln etwa die Hälfte der einfallenden Lichtstrahlen auf diese Stelle. Das Gehirn vergleicht diese Information mit im

Gedächtnis enthaltenen Informationen und erkennt, was es ist, das wir fokussieren.

Die andere Hälfte des ins Auge einfallenden Lichtes wird durch die Gewebestruktur von Hornhaut und Linse über die Fläche der gesamten Netzhaut im Auge (so groß wie die Kuhle der inneren Handfläche) verteilt. Hier spielen weit mehr Merkmale eine Rolle als die Sehschärfe: In den äußeren und äußersten Bereichen der Netzhaut sitzen Bewegungssensoren, die alle Bewegungen im Gesichtsfeld registrieren.

Die 120 Millionen Stäbchenzellen im Umfeld der Fovea erkennen minimale Helligkeits- und Kontrastveränderungen, die wir z. B. für eine optimale räumliche Wahrnehmung brauchen. Etwa eine Million Zapfen befinden sich außerhalb der Fovea bis zum Rand der Retina – mit ihrer Hilfe nehmen wir Farben im gesamten Gesichtsfeld wahr.

Und vielleicht am allerwichtigsten: In der Peripherie der Retina sitzen Neuronen, die die anderen Sinne aktivieren. Nur dadurch können wir mit allen Sinnen gleichzeitig unsere Umgebung wahrnehmen und auf sie instinktiv und bewusst reagieren.

Wenn Sie mithilfe der Übungen in diesem Modul den »Wo-Modus« aktivieren, schaltet das Gehirn wieder um, aktiviert die anderen Sinne, und innerhalb des Sehsinns wird Ihre Wahrnehmung bewegter, kontrastreicher, farbenfroher und räumlicher (auch wenn keine scharfen Details gesehen werden).

Übung 1: Drehschwung

Anwendung: einmal morgens und einmal nachmittags

Stellen Sie sich bequem und aufrecht hin, am besten ohne Schuhe vor ein Fenster. Die Füße nehmen eine »V«-Stellung ein, die Fersen stehen etwa handbreit, die Zehen schulterbreit auseinander. Eventuell geeignete Musik im Hintergrund abspielen. Schließen Sie die Augen. Stellen Sie sich vor, Ihr Kopf wird am Hinterhaupt wie magnetisch Richtung Decke angehoben. Schütteln Sie die Arme aus, bis sie passiv und locker an den Rumpfseiten herabhängen. Imaginieren Sie ein Schwungrad um die Hüften herum, das sich in Drehung versetzt.
Öffnen Sie die Augen, und lassen Sie Ihre Blicke über die Umgebung hinweggleiten, ohne etwas zu fixieren. Wenn Sie nach links drehen, heben Sie die rechte Ferse, wenn Sie nach rechts drehen, die linke, stellen sie aber jeweils wieder in die »V«-Stellung zurück. Im Idealfall schwingt Ihr Blick auf Augenhöhe auch links und rechts über die Schulter hinaus, sodass Sie 360 Grad um sie herum wahrnehmen. Nach einigen Minuten langsam ausschwingen – auf keinen Fall abrupt stoppen. Anschließend praktizieren Sie das »optische Fasten« acht Atemzüge lang bis zur Wahrnehmung von tiefer Dunkelheit.

Übung 2: Ziehharmonika

Anwendung: gelegentlich zwischendurch

Wählen Sie in Ihrem Blickfeld ein interessantes
Motiv aus, z. B. eine Pflanze, und rahmen Sie es mit
Ihren Handflächen ein (wie ein Fotograf, der ein Motiv auswählt). Führen Sie die Handflächen langsam
auseinander (den Blick weich auf das Motiv geheftet), und nehmen Sie wahr, was noch alles zwischen
Ihre Hände kommt, bis diese nach hinten aus dem
Gesichtsfeld verschwinden. Führen Sie die Handflächen mehrmals waagerecht auseinander und wieder
zusammen, als wollten Sie Ihr Motiv berühren.
Sagen Sie sich im Geiste, wenn die Hände das Motiv
berühren: »Ich berühre Dich«, und wenn die Hände
auseinandergehen: »Ich gebe Dir Raum«. Dann das
Gleiche senkrecht (wie eine Jalousie, die Sie öffnen);
anschließend diagonal in jede Richtung.
Die Übung beenden Sie durch »optisches Fasten«,
acht Atemzüge lang.

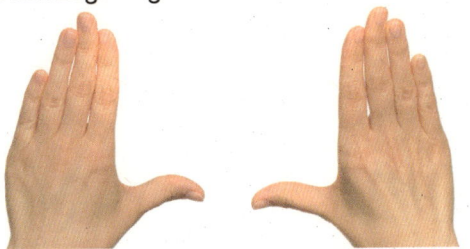

Übung 3: Gesichtsfeld kitzeln

Anwendung: gelegentlich zwischendurch;
vor Abendspaziergängen und Nachtfahrten

Stellen Sie sich bequem aufrecht mit Blick in die Weite (bzw. Raumtiefe).

Halten Sie die Hände mit gespreizten Fingern auf die Höhe Ihrer Ohren.

Beginnen Sie, mit beiden Händen zu wedeln, halten den Blick aber nach vorn gerichtet. Machen Sie nun schnelle Fingerbewegungen wie beim Kitzeln, und »kitzeln« Sie Ihr Gesichtsfeld am äußersten Rand ringsherum mit den Fingern »wach«.

Ihr Blick bleibt weiterhin weich und nach vorn gerichtet. Wenn Sie während der Übung lächeln, wird sich Ihr Gesichtsfeld noch mehr öffnen, und Sie bekommen die Wackelbewegungen noch weiter außen mit – probieren Sie es aus! Denn das Lächeln entspannt alle Gesichtsmuskeln wie auch die Nackenmuskeln und weitet den Blick.

Machen Sie nun mit beiden »kitzelnden« Händen links und rechts im Gesichtsfeld unterschiedliche Bewegungen: Die eine Hand höher oder tiefer als die andere, oder weiter nach vorn und zurück.

Beenden Sie die Übung mit »optischem Fasten«, acht Atemzüge lang.

Übung 4: Meditatives Gehen und Sehen

Anwendung: in der Mittagspause, bei Spaziergängen

Gehen Sie einen Weg im Park oder Wald entlang und richten Sie Ihren Blick in die Weite. Nehmen Sie in den Augenwinkeln wahr, ohne nach links oder rechts zu blicken, dass alles dort Befindliche nach hinten aus dem Gesichtsfeld zu gleiten scheint. Nehmen Sie nur noch dieses Gleiten wahr, das sich Ihrem Schritttempo anpasst. Den Blick immer noch weich ans Ende des Weges geheftet, nehmen Sie nun seitlich vor Ihnen Bäume oder Büsche wahr, die im Gehen links und rechts gleichzeitig immer näher kommen und nach hinten wegziehen.

Sie können nun, mit offenem Fokus und weichem Blick, gleichzeitig alles links und rechts Befindliche auf sich zukommen und nach hinten wegziehen

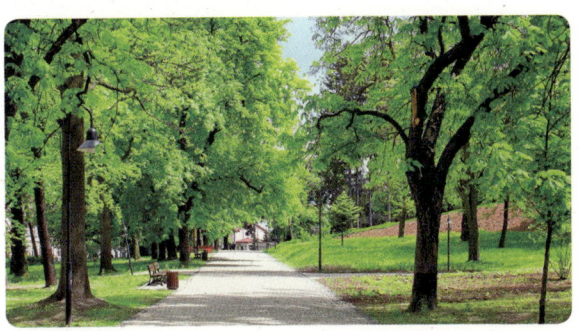

sehen. Vielleicht brauchen Sie einige Anläufe für dieses Erleben, aber es lohnt sich. Nehmen Sie mit allen Sinnen wahr, was um Sie herum zieht und weht: Geräusche, Gerüche, Farben, Formen, Bewegungen, Empfindungen von Kühle und Wärme, Luftzug usw. Ihre Wahrnehmung ist bis zum Horizont nach allen Seiten offen, ohne irgendetwas zu fixieren. In Ihrem eigenen Tempo erleben Sie sich mit allen Sinnen als Teil Ihrer Umgebung. Sie sind im Mittelpunkt der Welt um Sie herum. Genießen Sie es!

Übung 5: Lichtblüte

Anwendung: gelegentlich zwischendurch

Üben Sie mit der Sehtafel auf Seite 118!

Lassen Sie die Sehtafel »Lichtblüte« in ihrer Gesamtheit auf sich wirken. Tauchen Sie mit dem Blick in ihr Zentrum ein. Weiten Sie ihn; springen Sie aufmerksam von innen nach außen, indem Sie die Augen immer mehr weiten (wie beim Staunen), dann wieder von außen nach innen. Atmen Sie dabei weich und tief, blinzeln Sie oft, und nehmen Sie alle anderen Sinneseindrücke wahr.

Vierter Tag/Vierte Woche: Modul 4

Ziel: Das Nah-Fern-Sehen verbessern

Behalten Sie bitte aus den ersten drei Modulen bei:

▶ »Therapeutisches Gähnen« (→ Seite 30 f.) bei jeder sich bietenden Gelegenheit; gleichfalls »Sonnenlichtbaden« (→ Seite 36 f.) und »optisches Fasten« (→ Seite 33 ff.)

▶ Zur Blicklockerung: sooft Sie daran denken, mit dem imaginären Nasenpinsel »Schlangenlinien zeichnen« (→ Seite 47) und das Gesehene umranden (evtl. für Fehlsichtige mit Rasterbrille)

▶ Gelegentlich »Ziehharmonika« (→ Seite 55) und »meditatives Gehen und Sehen« (→ Seite 57 f.)

Worum es in diesem Modul geht

Unsere Augen haben die Fähigkeit, ihre Sehschärfe auf wechselnde Entfernungen einzustellen, und zwar mithilfe der elastischen Linse im Innern des Augapfels und des ringförmig die Linse umgebenden Ziliarmuskels. Diesen Vorgang nennt man *Akkommodation*.

In diesem Modul geht es um die optimale Elastizität der Augenlinse und um die Lockerung und Aktivierung der Linsenmuskulatur in den Augen. Lässt diese nach oder ist nicht mehr elastisch genug, spricht man von »Altersweitsichtigkeit« oder kurz »Alterssichtigkeit«. Es geht hier also auch darum, der Alterssichtigkeit vorzubeugen bzw. dieser entgegenzuwirken.

Eine kleine Anmerkung zur sogenannten »Alterssichtigkeit«: Vielleicht hat es die Natur ja so angelegt, dass man im Alter nicht so viel Wert auf die Betrachtung winziger Details als vielmehr auf den Weitblick und die Übersicht legen sollte? Möglicherweise geht aber auch beides: Überblick und Weitblick im Leben anstreben UND das Interesse für die kleinen Dinge bewahren.

Das sieht nach Sehstress aus.

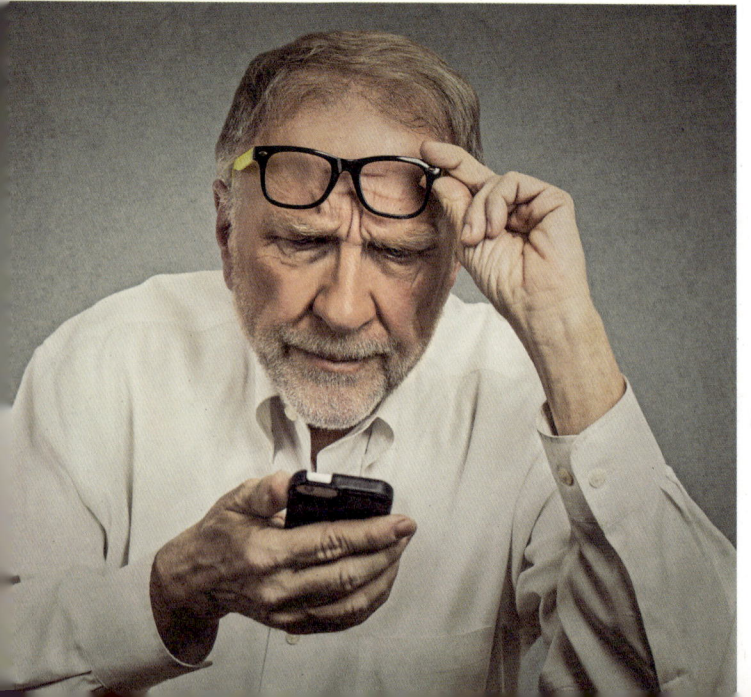

Übung 1: Augen-Klopfmassage

Anwendung: am frühen Morgen im Bett oder im Bad

Beklopfen Sie nach einem herzhaften »Rekeln, Strecken und Gähnen« (→ Seite 30 f.) mit den Fingerkuppen sanft die Region um die geschlossenen Augen herum. Beginnen Sie, an den Schläfen links und rechts sanft mit den Fingerkuppen zu klopfen, und stellen Sie sich dabei vor, Ihren Augen in ihren Höhlen zu signalisieren: »Hallo, aufwachen«. Lauschen Sie dem Klang der Klopfimpulse: Jeder Gesichtsknochen klingt anders.

Stellen Sie sich weiterhin vor, alle Anstrengung der letzten Stunden, Tage, Wochen, Jahre für Ihre Augen hätte sich wie eine Lehmkruste um sie gelegt, und diese Kruste bekommt beim Klopfen Risse und bröckelt ab.

Wandern Sie mit dem Klopfen über die Stirn hoch, zum Nasenrücken, wo eine Brille sitzen würde, und stellen Sie sich vor, die Kruste bröckelt immer dort von beiden Augäpfeln ab, wo Sie klopfen. Schließlich am unteren Rand der Augenhöhlen entlang auf den Wangenknochen und zur Schläfe zurück.

Wenn Sie möchten, beklopfen Sie anschließend sanft das Hinterhaupt, unter dem das Sehzentrum des Gehirns sitzt, und wecken Sie dieses auf.

Übung 2: Fließende Hand

Anwendung: einmal morgens und einmal nachmittags

Die Übung kann im Sitzen oder im Stehen ausgeführt werden.

Bedecken Sie das rechte Auge mit der linken Hand. Führen Sie die rechte freie Hand so dicht vor das linke offene und entspannt blinzelnde Auge heran, bis das Bild der Handlinien verschwimmt, und dann in weitem Bogen nach außen weg, bis auf Höhe des rechten Ohrs.

Dann wieder im Bogen bis dicht vor das linke offene Auge, und wieder im Bogen hinter das rechte Ohr zurück, insgesamt achtmal.

Blicken Sie dabei auf das Muster der Handlinien, wie dieses aufs Auge zukommt, verschwimmt und vom Auge weggeht, aus dem Gesichtsfeld hinausgleitet und wiederkommt usw.

Bedecken Sie dann Ihr linkes Auge mit der rechten Hand, und führen Sie die Übung ebenso aus.

Führen Sie anschließend für acht tiefe Atemzüge lang das »optische Fasten« (→ Seite 33 ff.) durch.

Tragen Sie gewöhnlich eine Brille oder Kontaktlinsen, dann führen Sie die Übung mal mit und mal ohne Sehhilfe aus. Der Trainingseffekt ist dann wesentlich größer.

INFO

ÜBUNGSVARIANTEN FÜR FEHLSICHTIGE

Für Weitsichtige und Alterssichtige

Führen Sie die Übung aus, indem Sie einatmen, wenn Sie die Hand zum Auge hinführen, und atmen Sie beim Wegführen wieder aus. Stellen Sie sich dabei vor, das scharf gesehene Muster der Handlinien aus der Ferne beim Einatmen mit in die Nähe zu nehmen.

Für Kurzsichtige

Führen Sie die Übung aus, indem Sie ausatmen, wenn Sie die Hand vom Auge wegführen, und atmen Sie beim Heranführen ein. Stellen Sie sich vor, etwas von der im Nahbereich wahrgenommenen Sehschärfe beim Ausatmen mit in die Weite zu nehmen.

Bei Schielstellungen

Haben oder hatten Ihre Augen eine Einwärtsschielstellung, führen Sie die Übung aus, indem Sie gleichseitig ab- decken: Die linke Hand deckt das linke, die rechte Hand deckt das rechte Auge ab.

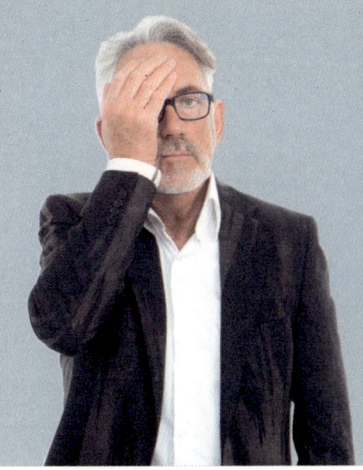

Übung 3: Knotenschnur

Anwendung: gelegentlich zwischendurch

Nehmen Sie ein 1,20–1,50 m langes Stück Schnur (findet sich in jedem Büro oder Haushalt), in das Sie etwa alle 10 cm einen Knoten machen. Befestigen Sie anschließend ein Ende der Schnur an einer Stuhllehne oder einem Türgriff.
Decken Sie das rechte Auge mit der rechten Handfläche ab, und nehmen Sie das andere Ende der Knotenschnur in die linke Hand. Halten Sie dieses Ende der Schnur direkt an die Nasenspitze, und blicken Sie ans andere Ende der Schnur.

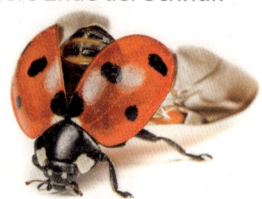

Stellen Sie sich vor, dort landet ein Marienkäfer, der nun von Knoten zu Knoten krabbelt, bis auf Ihre Nasenspitze, und von dort Knoten für Knoten wieder ans Ende zurück.
Bedecken Sie nun das linke Auge mit der linken Hand, halten Sie das Ende der Schnur wieder direkt an die Nasenspitze, und beobachten Sie, wie das imaginäre Käferchen vom Ende der Schnur Knoten

für Knoten bis auf Ihre Nasenspitze und wieder zurück krabbelt.

Bemühen Sie sich in keiner Weise, überall scharf zu sehen; lassen Sie das Bild der Knoten in der Nähe ruhig verschwimmen.

Schließen Sie die Übung ab mit acht Atemzügen »optischem Fasten« mit Brummtönen sowie Wiegen und Schaukeln der Augäpfel (→ Seite 33 ff.).

TIPP

Statt einer selbst gefertigten Knotenschnur gibt es auch wunderschöne Übungsschnüre mit bunten Perlen bei: www.sehgut.de

Befestigen Sie die Knotenschnur an einem Tür- oder Fenstergriff in Ihrem täglichen Blickfeld (beispielsweise im Arbeitszimmer, Büro oder Bad). Wenn Sie sie dort hängen sehen, erinnern Sie sich an die Übung und nehmen sich vor, sie täglich einmal vormittags und einmal nach- mittags zu machen.

Das »kostet« Sie jedes Mal nur ein bis zwei Minuten, zögert aber unter Umständen die »Alterssichtigkeit« (oder die nächste stärkere Lesebrille) um Jahre hinaus.

Übung 4: Blickstafette

Anwendung: gelegentlich zwischendurch; bei Büroarbeit stündlich

Im Freien mit Blick zum Horizont oder an einem Fenster stehend.
Bedecken Sie Ihr rechtes Auge mit der rechten Hand. Wählen Sie zwischen Nasenspitze und Horizont fünf markante Stationen (die ohne Brille unter Umständen verschwommen erscheinen dürfen):
Die erste Station ist ein vor die Nasenspitze gehaltener Zeigefinger in etwa Leseentfernung, dann vielleicht als nächste Station ein Fenstergriff in etwa 1 m Entfernung, etwas Markantes in etwa 5–8 m Entfernung, ein Gegenstand in 10–15 m Entfernung und schließlich z. B. eine Wolke oder ein Punkt am Horizont.
Lassen Sie Ihren Blick, von der Ferne kommend, von Objekt zu Objekt wandern, bis Sie auf Ihre Nasenspitze blicken, und wieder zurück bis zum entferntesten Punkt am Horizont.
Bedecken Sie nun Ihr linkes Auge mit der linken Hand, und verfahren Sie ebenso.
Anschließend reiben Sie Ihre Handflächen aneinander und beenden die Übung mit »optischem Fasten«, acht Atemzüge lang (→ Seite 33 ff.).

Fünfter Tag/Fünfte Woche: Modul 5

Ziel: Beidäugig und räumlich klarer sehen

Behalten Sie bitte aus den bisherigen vier Modulen bei:

▶ beim morgendlichen Aufstehen: »Therapeutisches Gähnen, Rekeln und Strecken« (→ Seite 30 f.); nach Möglichkeit »Sonnenlichtbaden« (→ Seite 36 f.)

▶ öfter mal einäugig und beidäugig Beweglichkeits-übungen (»Mit dem Nasenpinsel umranden«, → Seite 48 f.), für Fehlsichtige evtl. mit Rasterbrille statt »normaler« Sehhilfe oder ohne Brille

▶ beim Gehen immer wieder mal ein Stück »meditatives Gehen« (→ Seite 57 f.) üben und dabei die Rundum-Wahrnehmung mit allen Sinnen (den »Wo-Modus« des visuellen Gehirns) aktivieren
Tipp: Finden Sie einen Lieblingsweg für diese Wahrnehmungsübung.

▶ beim Blick aus einem Fenster: »Blickstafette« (→ Seite 66)

Worum es in diesem Modul geht

Zwei Augen sehen mehr als eins. Aber nicht immer arbeiten die beiden Augen optimal zusammen, und manchmal »benutzt« das Gehirn zum Fokussieren nur ein Auge anstatt beide. Dann ist das räumliche Sehen nicht gut möglich, und ein Auge (das man dann das »dominante Auge« nennt) wird mehr belastet als das andere.

In diesem Modul geht es um das optimale Zusammenspiel beider Augen. Nur dann ist eine räumlich-plastische (stereoskopische) 3-D-Wahrnehmung möglich.

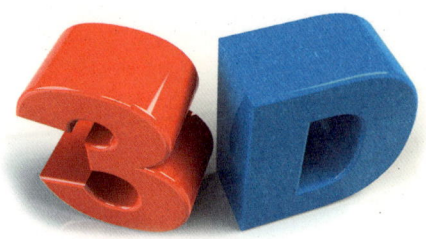

Übung 1: Wiederholung der Übung »Acht mal Acht« (→ Seite 32 f.)

Anwendung: einmal vormittags und einmal nachmittags

Jede Bewegung, die von einer Seite über die Körpermitte zur anderen Körperseite geführt wird, wird von der gegenüberliegenden Gehirnhälfte aktiviert. In dieser Sequenz ist das mehrfach der Fall. Das ganze Gehirn wird auf diese Weise angeregt und harmonisiert. Praktizieren Sie die Übung einmal vormittags und einmal nachmittags, das dauert nur jeweils zwei bis drei Minuten, lockert aber den ganzen Körper einschließlich der Augenmuskulatur.

Übung 2: Daumentor

Anwendung: gelegentlich zwischendurch

Nehmen Sie Ihre beiden Daumen zu Hilfe. Den einen halten Sie in Armlänge ausgestreckt vor die Nase, den anderen etwa 20 cm vor die Nasenspitze.

Blicken Sie auf den hinteren Daumen, und kneifen Sie dann schnell hintereinander erst das eine, dann das andere Auge zu.

Springt der vordere Daumen mal nach links, mal nach rechts?

Oder springt er nur nach einer Seite weg? Probieren Sie es aus!

Springt er hin und her: Glückwunsch, Sie fokussieren mit beiden Augen. Springt er nach einer Seite weiter weg als zur anderen oder nur nach einer Seite, haben Sie ein dominantes Auge: Das, bei dem der Daumen **nicht** (oder weniger weit) zur Seite springt (das dominante Auge muss nicht das schärfer sehende sein).

Blicken Sie nun, mit beiden Augen offen, mehrmals abwechselnd auf den vorderen und den hinteren Daumen:

Erscheint jeweils der nicht fokussierte Daumen doppelt? So sollte es sein. Wenn nicht, kneifen Sie dabei wieder abwechselnd ein Auge zu und beobachten Sie das Hin- und Herspringen des nicht fokussierten Daumens.

Nur an dem Punkt, zu dem beide Augen gemeinsam hinblicken, erscheint ein plastisches Bild des Daumens. Beim nicht fokussierten Daumen sind die Blickachsen der beiden Augen nicht zusammengeführt, deshalb nimmt dort das Gehirn durch jedes Auge einen Daumen wahr, wir sehen dort natürlicherweise ein Doppelbild des Daumens (aber nur, wenn wir wie hier in der Übung darauf achten; im Alltag unterdrückt das Gehirn Doppelbilder, außer manchmal im Stress).

Anschließend acht Atemzüge lang »optisches Fasten« (→ Seite 33 ff.); wiegen und schaukeln Sie die Augäpfel dabei durch kleine Kopfbewegungen, und erzeugen Sie durch Brummtöne Vibrationen bis in die Augen hinein.

TIPP

Tönende Augenmassage
Wir können die Augenmuskeln nicht von außen massieren. Doch die beim Brummen erzeugten Vibrationen des Kehlkopfes werden durch den Kiefer in die Augenhöhlen geleitet und sind bis in die Augäpfel hinein spürbar und wirksam.

Übung 3: Die Knotenschnur-Fusion

Anwendung: gelegentlich zwischendurch

Die Knotenschnur haben Sie im Modul 4 jeweils »einäugig« zum Training der Linsenbeweglichkeit (Akkommodation) benutzt (→ Seite 64 f.). Hier dient sie jetzt als Hilfsmittel zum optimalen Zusammenspiel der beiden Augen.

Binden Sie ein Ende Ihrer Knotenschnur etwas unterhalb der Augenhöhe an einem Regal, einem Tür- oder Fenstergriff fest. Nehmen Sie das freie Ende der Schnur in eine Hand, und halten Sie es direkt an Ihre Nasenspitze.

Blicken Sie mit beiden Augen auf das Ende der Schnur. Wenn Sie erst ein Auge zukneifen, dann das andere, scheint die Schnur hin- und herzuspringen. Wenn Sie mit beiden geöffneten Augen auf das Ende der Schnur blicken, erscheint dann ein »V«?

Blicken Sie dann mit beiden Augen auf den ersten Knoten: Erscheint ein «X«? Mit beiden Augen weiter von Knoten zu Knoten blicken: Nehmen Sie das »X« weiter nach hinten mit bis zum entferntesten Knoten.

Falls das nicht klappt, kneifen Sie dabei abwechselnd die Augen auf und zu: Die Schnur scheint wieder hin- und herzuspringen.

Schirmen Sie die Augen einige Atemzüge lang
mit den Händen ab, und ruhen Sie aus. Haben Sie
Geduld. Das war der Test-Durchgang. Nun und alle
folgenden Male bewegen Sie den ganzen Körper mit.
Blicken Sie auf denjenigen Knoten, bei dem ein »X«
am leichtesten zu sehen ist. Neigen Sie den Ober-
körper zu jeder Seite, und beobachten Sie, was mit
den Schenkeln des »X« passiert: Bewegen sich diese
mit? Gehen Sie in die Knie dabei: Hebt und senkt
sich das »X« mit? Aus der spielerischen Körperbe-
wegung heraus koordinieren sich die Augenmuskeln
leichter, und ihr Zusammenspiel beim beidäugigen
Fokussieren gelingt ebenfalls leichter.
Am Ende acht Atemzüge lang »optisches Fasten«
(→ Seite 33 ff.) mit Massage-Brummtönen für die
Augenmuskeln zur Belohnung.

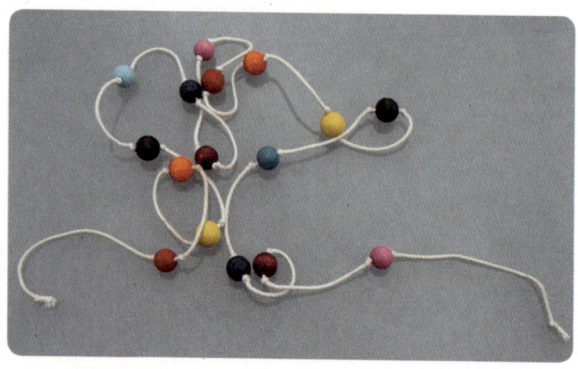

Übung 4: Die magische Tafel

Anwendung: einmal vormittags und einmal nachmittags

Üben Sie mit der Sehtafel auf Seite 119!

Halten Sie die Sehtafel mit ausgestreckter Hand auf etwa Armlänge von sich weg, die Nasenspitze zeigt in die Mitte zwischen beide Punkte. Der Daumen der anderen Hand wird maximal 15 cm vor die Nasenspitze gehalten (er muss nicht scharf gesehen werden).

Beim Blick auf den Daumen verdoppeln sich hinten die Punkte. Kneifen Sie abwechselnd beim Blick auf den Daumen die Augen zu, springen die Punkte hinten scheinbar hin und her.

Spielen Sie eine Weile mit diesem Phänomen. Nur wo beide Augen gemeinsam hinblicken, sehen wir ein einziges fusioniertes Bild, genau genommen: zwei überlagerte, fusionierte Bilder (eins von jedem Auge).

Davor oder dahinter hat jedes Auge entlang seiner Blickachse ein separates Einzelbild – deshalb sehen wir dort ein Doppelbild. Wenn Sie sich diese Tatsache im Wortsinn veranschaulichen, werden Sie bemerken, dass ein beidäugig gesehenes Bild wesentlich plastischer und farbintensiver erscheint als ein einäugig betrachtetes.

Blicken Sie nun beidäugig auf den Daumen, und schieben Sie ihn von der Nasenspitze weg auf die doppelt gesehenen Farbkreise im Hintergrund zu (nicht auf die Karte blicken, sondern auf den Daumen!). In einem bestimmten Abstand »verschmelzen« ein roter und ein blauer Kreis in der Mitte, es entsteht eine annähernd violette Farbe, und die geometrische Form darin erscheint räumlich. Umranden Sie die geometrische Figur mit dem Blick, wird sie immer plastischer. Sie können sich mit dem ganzen Körper bewegen und sogar um die eigene Achse drehen, während Sie die plastische Form in der violetten Sphäre von allen Seiten betrachten. Sie scheint in dieser violetten Sphäre räumlich zu schweben. Denken Sie mehr an Rot dabei, färbt sich die Sphäre rötlicher, denken Sie mehr an Blau, wird sie blauer. Sie können so wahrnehmen, wie Ihr Gehirn die Informationen, die durch das rechte Auge zum Gehirn gelangen, mit denen, die durch das linke Auge empfangen werden, verbindet und verschmilzt. So als ob ein unsichtbarer Regisseur im Gehirn die beiden Augen wie zwei Filmkameras benutzt und die Informationen, die diese liefern, abgleicht und fusioniert.

Keine Magie, sondern wunderbare evolutionäre Weisheit des Gehirns.

DAS MAGISCHE AUGE

INFO

Erleben Sie den fusionierten 3-D-Effekt auch mit dem stereoskopischen Bild auf Seite 120. Das geht am besten so: Halten Sie das Buch mit der Tafel quer, also im Postkartenformat, direkt mittig an die Nasenspitze, und stellen Sie sich vor, durch das verschwommen gesehene Muster hindurchzuschauen. Behalten Sie diese Augenstellung bei, und führen Sie die Tafel dann langsam von der Nasenspitze weg. Die Kunst dabei ist, NICHT auf die Oberfläche der Tafel zu blicken, sondern quasi durch sie hindurch. Lassen Sie sich überraschen, was dann hinter der Oberfläche sichtbar wird. »Umranden« Sie die 3-D-Figur mit dem Blick, das lockert alle Augenmuskeln.

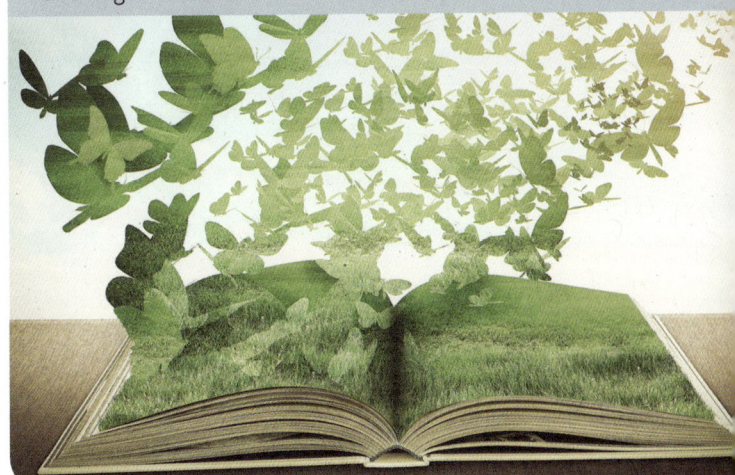

Sechster Tag/Sechste Woche: Modul 6

Ziel: Den Farbensinn beleben und die Netzhaut stärken

Behalten Sie bitte aus den bisherigen Modulen bei:

▶ spontanes und/oder regelmäßiges Üben mit der Knotenschnur (→ Seite 64 f.)
▶ gelegentliches »Sonnenlichtbaden« (→ Seite 36 f.) und »meditatives Gehen« (→ Seite 57 f.)
▶ »therapeutisches Gähnen« (→ Seite 30 f.) und »optisches Fasten« (→ Seite 33 ff.)

Worum es in diesem Modul geht

In diesem Modul der Augenschule können Sie eine erstaunliche Fähigkeit Ihres Sehsinns kennenlernen: Ihr visuelles Gehirn produziert in Reaktion auf außen gesehene Farben innere Farben (Nachbildfarben) von großer Brillanz und Schönheit, und dabei steigert und verfeinert sich Ihre Farbwahrnehmung.

Von diesem Vorgang war schon *Johann Wolfgang von Goethe* so fasziniert, dass er vom Auge als einem sonnenhaft strahlenden Organ sprach und eine eigene Ansicht zum Wesen der Farben verfasste.

Der ganze Vorgang belebt den Stoffwechsel der Netzhaut, stärkt die Sehkraft und beugt möglichen Netzhautproblemen wie z. B. Makuladegeneration vor.

Übung 1: Farben atmen

Anwendung: gelegentlich zwischendurch

Blicken Sie in eine ansprechende Farbfläche: z. B.
in den blauen Himmel, auf eine grüne Wiese, in ein
Blumenbeet oder einen Blumenstrauß, oder in ein
schönes farbiges Bild.
Weiten Sie die Augen beim Einatmen, und stellen
Sie sich dabei vor, die Farbe(n) durch die Augen mit
einzuatmen, sie in ihre Augen hineinzuziehen wie
die Atemluft in die Lunge. Bleiben Sie acht entspannte tiefe Atemzüge im Blickkontakt mit dieser
Farbfläche, und weiten Sie die Augen bei jedem
Atemzug wie beim Staunen. Schirmen Sie dann die
Augen mit den Handflächen ab, und lassen Sie sich
überraschen, welche Licht- oder Farberscheinungen
im Nachklang in der intensiven Dunkelheit unter
den Händen Gestalt annehmen.
Schauen Sie sich in der Umgebung um, wie erfrischt
die Farben jetzt in allen Nuancen erscheinen.

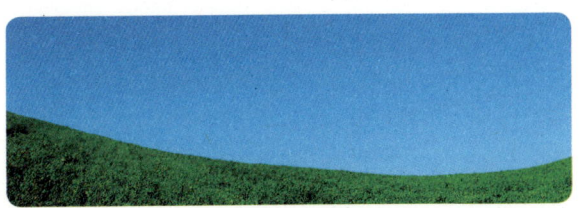

Übung 2: »Rot-Baden« und »Blau-Baden«

Anwendung: morgens und abends

Diese Übung basiert auf einer Anregung von *Rudolf Steiner* (1861–1925), dem Begründer der Anthroposophie, der sie wiederum aus Goethes Farbenlehre übernommen hat.

Man solle zur Kräftigung der Augen einmal täglich morgens eine rote Farbfläche intensiv anschauen – Rot rege die Durchblutung an; und nachmittags oder abends eine blaue Fläche – Blau fördere die Entschlackung. Dies ist eine farbtherapeutische Übung zur Augenstärkung, die sich als sehr wirksam herausgestellt hat.

Üben Sie mit den Sehtafeln auf Seite 121 und 122!

»Rot-Baden« am Morgen

Beginnen Sie mit »therapeutischem Gähnen, Rekeln und Strecken« (→ Seite 30 f.), um Spannung im Körper, insbesondere im Nacken, im Kiefer und in den Augen zu lösen.

Halten Sie die Tafel mit dem roten Quadrat (→ Seite 121) im bequemen Leseabstand (oder etwas näher) vor sich. Blicken Sie ohne Sehhilfe entspannt in die rote Fläche. Diese muss nicht scharf zu sehen sein. Es ist sogar von Vorteil, wenn sie etwas verschwommen erscheint.

Beim Einatmen weiten Sie die Augen, als ob Sie die Farbe durch die Augen und mit allen Sinnen einatmen wollten. Beim Ausatmen stellen Sie sich vor, alle Anspannung, Müdigkeit usw. tief in die Farbfläche hineinziehen zu lassen (so, als wäre die Fläche ein Tor oder ein Brunnenschacht).

Bewegen Sie Ihren Blick in der Farbfläche, ohne zu starren. Es wird mit jedem Atemzug Veränderungen geben: Die Ränder können springen, die Farbe kann an den Rändern oder in der Mitte heller oder dunkler werden, es können Doppelbilder entstehen, es kann hell oder farbig leuchten um die Farbfläche herum, und vieles mehr.

Nach acht Atemzügen etwa blicken Sie auf die graue Leerfläche auf Seite 123. Erblicken Sie die Form in einer anderen Farbe, grünlich oder bläulich leuchtend? Schirmen Sie die Augen mit den Händen ab. Das farbige Nachleuchten kann in der Dunkelheit mehrfach wieder aufscheinen und allmählich ganz in einer immer tiefer wirkenden Dunkelheit verschwinden. Blicken Sie anschließend im Raum umher, wie selten oder häufig und in wie vielen Nuancen die Farbe Rot dort vorhanden ist und wie intensiv alle Farben jetzt leuchten.

Grämen Sie sich nicht, wenn mal kein Nachbild erscheint. Der Vorgang wird trotzdem angeregt.

»Blau-Baden« am Abend

Beginnen Sie wieder mit »therapeutischem Gähnen, Rekeln und Strecken« (→ Seite 30 f.) wie am Morgen. Schlagen Sie die blaue Tafel auf Seite 122 auf, setzen oder stellen Sie sich bequem aufrecht, und blicken Sie entspannt und in Leseentfernung oder etwas näher in die blaue Fläche.

Einatmen – Augen weit auf wie beim Staunen, als ob Sie die Farbe durch die Augen in alle Sehzellen hineinatmen. Ausatmen – alles, was Sie loslassen möchten (Anspannung, Müdigkeit, Erschöpfung …), in die blaue Fläche hineinziehen lassen, als wäre diese eine Wasserfläche oder ein Brunnenschacht. Mindestens acht Atemzüge lang, dann wieder auf die leere graue Fläche blicken. Erscheint ein farbiges Nachleuchten in der gleichen Form, rötlich oder rotgelb?

Schirmen Sie die Augen in einer bequemen Position (ggf. auch in Rückenlage) ab, und nehmen Sie wahr, ob auch in der Dunkelheit noch farbige Nachbilder erscheinen, bis diese in einer absoluten Schwärze verschwinden. Das kann manchmal zwei bis drei Minuten dauern.

Blicken Sie anschließend im Raum umher, wie selten oder häufig und in wie vielen Nuancen die Farbe Blau dort vorhanden ist.

Übung 3: Nachbilder mit Blättern und Blüten erzeugen

Anwendung: einmal täglich

Üben Sie mit der Sehtafel auf Seite 123!

Bringen Sie von einem Spaziergang ein Blatt oder eine Blüte mit in einer Farbe, die Sie spontan anspricht. Legen Sie dieses Blatt oder diese Blüte in die Mitte der grauen Fläche auf Seite 123.

Praktizieren Sie acht Atemzüge lang das Farbenatmen wie beim »Rot-Baden« oder »Blau-Baden«. Anschließend nehmen Sie das Blatt oder die Blüte weg und blicken auf die leere graue Fläche.

Erscheint ein Nachbild? In welcher Qualität und Farbe?

Mit etwas Übung erscheint, was Goethe in seiner Farbenlehre die jeweilige »Harmoniefarbe« nennt: Das ist diejenige Farbe, die mit der angeblickten zusammen Grau ergibt, wenn man sie als Wasserfarben zusammenmischt.

Praktizieren Sie im Anschluss acht Atemzüge lang »optisches Fasten« (→ Seite 33 ff.).

Tipp: Haben Sie einen Wasserfarbkasten? Dann starten Sie ein Experiment: Malen Sie die Farbe der gewählten Blüte und die des gesehenen Nachbildes übereinander.

Siebter Tag/Siebte Woche: Modul 7

Ziel: Visuelles Gedächtnis und bildhafte Vorstellung anregen

Behalten Sie bitte aus den bisherigen sechs Modulen bei:

▸ »Rot-Baden« morgens und »Blau-Baden« abends (→ Seite 78 ff.)
▸ gelegentliche Pendel- und Drehschwünge (→ Seite 54)
▸ was guttut und wofür gerade eine Gelegenheit besteht

Worum es in diesem Modul geht

Mit den folgenden Übungen schulen Sie Ihr visuelles Gedächtnis und verbessern Ihre bildhafte Vorstellungsfähigkeit. Wir sehen besser, woran wir uns gut erinnern und was wir uns gut vorstellen können. Beim visuellen Gedächtnis unterscheidet man zwischen dem Kurzzeitgedächtnis und dem visuellen Langzeitgedächtnis. Das visuelle Kurzzeitgedächtnis beinhaltet das, was momenthaft in der Erinnerung bleibt und so die vergangenen mit den neuen Eindrücken verbindet, die der Lidschlag dazwischen immer wieder auslöscht. Deshalb nimmt man in der Regel den Lidschlag als solchen überhaupt nicht wahr. Das visuelle Langzeitgedächtnis enthält alles, was uns bedeutsam erschien, beispielsweise bestimmte Lerninhalte. Es kann fortwährend neue Bilder aufnehmen und »alte« löschen.

Die bildhafte Vorstellungsfähigkeit ist beim Tagträumen aktiv, unbewusst bei den Träumen der Nacht, wird aber auch für schöpferische Tätigkeiten in vielen Berufen, z. B. als Künstler oder Architekt, bei Problemlösungen und Hobbys gebraucht. Zur Anregung der Selbstheilungskräfte können wir die bildhafte Vorstellungsfähigkeit ebenfalls nutzen.

Das visuelle Gedächtnis und die bildhafte Vorstellungsfähigkeit anzuregen, machen den ganzen Sehvorgang bewusster, entspannter und vollständiger. Es werden dabei alle visuellen Gehirnressourcen aktiviert, und die Seheindrücke werden intensiver mit allen anderen Sinneseindrücken verbunden.

Der Sehsinn wird nach innen (Kontakt zur Innenwelt) und nach außen (Kontakt zur Außenwelt) gleichermaßen aktiv, und er erhält seine vollständige ganzheitliche Qualität als »Tor des Geistes« und »Fenster der Seele« in der Verbindung mit den eigenen schöpferischen und seelischen Kräften.

Entspannt nach innen blicken.

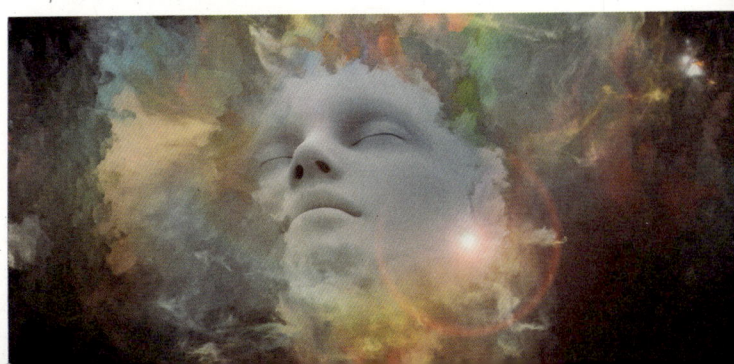

Übung 1: Die Kamera

Anwendung: gelegentlich zwischendurch

Stellen Sie sich vor ein interessantes Bildmotiv (z. B. Blick aus dem Fenster). Schließen Sie die Augen. Öffnen Sie die Augenlider für den Bruchteil einer Sekunde, wie den Verschluss einer Kamera; »klick-klack«, Augen wieder geschlossen.

Erinnern Sie sich an das, was haften geblieben ist: Welche Farben hat Ihr Gedächtnis gespeichert? Nochmals »klick-klack«: Welche Formen? Und noch mal »klick-klack«: Wie ist die Licht- und Schattenverteilung in Ihrem Gedächtnisbild?

Anschließend betrachten Sie nochmals mit offenen Augen das gesamte Bild mit allem, woran Sie sich in der Übung gut erinnern konnten.

»Knipsen« Sie auf diese Weise mehrere »Gedächtnisfotos« hintereinander: eine »Nahaufnahme«, eine »Panoramaaufnahme« und eine in mittlerer Entfernung. Sehen Sie sich im Geiste die in Ihrem Kopf haften gebliebenen Erinnerungsbilder genau an. Lassen Sie sich überraschen, wie schnell Ihre Erinnerungsbilder deutlicher werden.

Mit etwas Übung »knipsen« Sie mehrere Gedächtnisbilder hintereinander. Stellen Sie auf diese Weise ein kleines Gedächtnisalbum zusammen.

Übung 2: Über die Schulter blitzen

Anwendung: gelegentlich zwischendurch

Diese Übung z. B. im Garten oder vor einem Fenster ausführen, sodass Sie das Fenster oder ein schönes Motiv im Rücken haben.

Blicken Sie mit geschlossenen Augen kurz über Ihre linke Schulter. »Klick-klack« die Augen öffnen, für den Bruchteil einer Sekunde wie ein Blitz. Den Kopf mit geschlossenen Augen wieder nach vorn drehen. Erinnern Sie sich an einige Details, die Sie gesehen haben: beispielsweise den Himmel mit Wolkenmustern, dominante Farben oder Formen.

»Blitzen« Sie auf diese Weise mehrmals über die linke Schulter, und fügen Sie jedes Mal neue Details in Ihr Erinnerungsbild ein. Auf diese Weise können Sie Ihr Erinnerungsbild mit jedem »Blitzen« anreichern und brauchen nicht alles auf einmal zu behalten.

Im Anschluss »blitzen« Sie auf diese Weise mehrfach hintereinander über die rechte Schulter. Anschließend verbinden Sie im Geiste die beiden Bildausschnitte zu einem Panoramabild, drehen sich dann um und betrachten, was vor Ihnen liegt. Was konnten Sie gut erinnern? Was ist außer dem im Gedächtnis Gebliebenen noch vorhanden?

Übung 3: Die Wichtel-Fantasiereise

Anwendung: einmal täglich in der Mittagspause, am Abend oder vor dem Einschlafen

Setzen Sie sich bequem hin, oder legen Sie sich auf eine bequeme Unterlage, und praktizieren Sie das »optische Fasten« (→ Seite 33 ff. und Tipp zur Fantasiereise auf Seite 92).

»In der Dunkelheit unter Deinen Handflächen erscheinen kleine Wichtel mit bunten Zipfelmützen und einem Lied auf den Lippen.
Sie winken Dir zu, Du schmunzelst und lächelst zurück.
Nun beginnen die Wichtel, mit Eimerchen und Putzlappen Deine Augen von außen zu putzen.
Sie beginnen zunächst bei der Hornhaut, bis diese glänzt und immer durchsichtiger, feuchter und glatter wird.
Die Fantasiewichtel sind so zart, dass sie auch ins Innere der Augen schlüpfen können und die Hornhaut von innen putzen. Von außen und innen winken sie sich durch die durchsichtige Hornhaut hindurch zu und lachen.
Dann putzen sie die Augenlinse, bis diese klar aussieht wie ein durchsichtiger Kristall, und kneten sie durch, damit sie schön elastisch bleibt.

Das geschieht, selbst wenn keine Bilder vor Deinem inneren Auge erscheinen. Es kommen immer mehr Wichtel. Von außen massieren sie die Muskeln, sechs an jedem Augapfel. Mit jedem tiefen Atemzug, den Du nimmst, lassen die Augenmuskeln Anspannung los.

Wieder andere Wichtel tauchen noch tiefer in die Augäpfel hinein und fischen Trübungen aus dem Kammerwasser oder dem wackelpuddingartigen Glaskörper.

Auch die Netzhaut mit den lichtempfindlichen Stäbchen und Zapfen wird gereinigt und geputzt, bis alle Schlacken und Ablagerungen entfernt sind und die Netzhaut wieder überall schön orangefarben leuchtet.

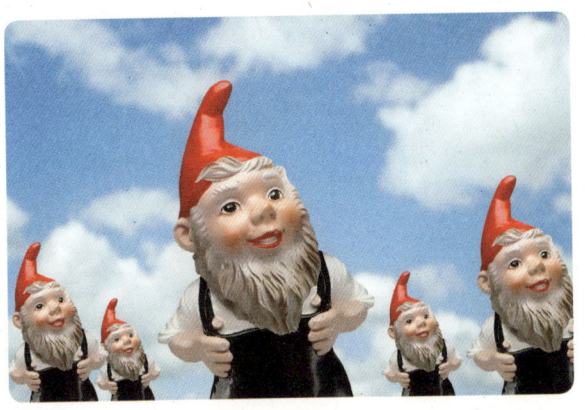

So sind die Wichtel überall dort zugange, wo sie im und am Auge gebraucht werden.

Jetzt wird es allmählich Zeit, dass sie sich für heute verabschieden. Bedanke Dich bei Ihnen, wenn Du möchtest. Einer nach dem anderen verschwinden sie, wie sie gekommen sind, in der Dunkelheit unter Deinen Händen. Rekele und strecke Dich wie nach einem Schläfchen und blicke die Welt mit gereinigten und geputzten Augen an.«

Sie können und sollen die inneren Bilder nicht erzwingen, sie kommen von selbst oder auch nicht. Wirksam ist die Übung trotzdem, und irgendwann tauchen Fantasiebilder von selbst auf, wie im Comic oder im Märchenfilm.

TIPP

Eine komplette Farbtherapie als Selbsthilfeprogramm für und durch die Augen ist im Buch »Augenschule mit Farbtherapie« von Wolfgang Hätscher-Rosenbauer enthalten. Es enthält 80 farbtherapeutische Tafeln. Diese sind besonders zu empfehlen für Menschen, die sich für Farben begeistern und die Netzhautproblemen vorbeugen möchten. Auch bei vorhandenen Netzhautproblemen (z. B. Makuladegeneration) ist eine Farbenkur oft hilfreich.

Übung 4: Im Bild spazieren gehen

Anwendung: gelegentlich zwischendurch

Üben Sie mit der Sehtafel auf Seite 124!

Übung 4a

Betrachten Sie sich das Foto in aller Ruhe. Schließen Sie nun die Augen, und stellen Sie sich das Bild vor Ihrem inneren Auge vor. Malen Sie aus dem Gedächtnis das Foto mit Farben nach. Öffnen Sie dann die Augen wieder. An welche Flächen und Farben konnten Sie sich mühelos erinnern?

Übung 4b

Setzen oder legen Sie sich entspannt hin, und schließen Sie die Augen. Versetzen Sie sich in das Bild bzw. die darin abgebildete Landschaft hinein. Stellen Sie sich vor, in dieser Landschaft spazieren zu gehen, und drehen Sie sich dabei einmal um die eigene Achse: Wie sieht die Landschaft ringsherum in Ihrer Fantasie aus, also auch die Bereiche, die nicht auf dem Foto zu sehen sind? Welche Geräusche hören Sie? Welche Gerüche riechen Sie? Wie ist die Temperatur? Berühren Sie einige Dinge: Wie fühlen sie sich an? Halten Sie sich eine Weile dort auf, dann rekeln und strecken Sie sich und schauen sich das Foto noch einmal an.

Achter Tag/Achte Woche: Modul 8

Ziel: Den ganzen Sehsinn beleben – ein Kurzübungsprogramm erlernen

Behalten Sie bitte aus den bisherigen sieben Modulen bei:

▶ Alle Übungen, die Ihnen einfallen und guttun
▶ Was ist an welchem Ort und in welcher Situation möglich, anzuwenden?
▶ Finden Sie Ihre Lieblingsplätze für die Übungen

Worum es in diesem Modul geht

In diesem achten und letzten Modul der Augenschule geht es nun darum, einen alltagstauglichen Extrakt zu bilden, um das, was Ihnen und Ihren Augen gutgetan hat, beizubehalten und mit geringem Zeitaufwand zu neuen Sehgewohnheiten und »gesunden Augen-Ritualen« werden zu lassen.

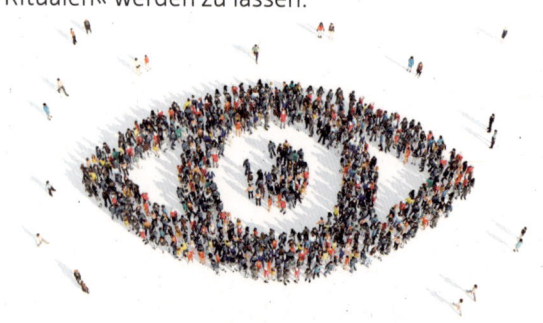

Übung 1: Rückblick

Sie haben im ersten Modul die Augen als Teil des Körpers entspannt und belebt (»Therapeutisches Gähnen, Rekeln und Strecken«) und die Qualitäten von Licht (»Sonnenlichtbaden«) und Dunkelheit (»Optisches Fasten«) zur Steigerung und Regeneration der Sehkraft angewandt (→ Übungen Seite 30 f., 36 f. und 33 ff.).

Darauf aufbauend haben Sie mit den Übungen des zweiten Moduls die Beweglichkeit Ihrer Augenmuskeln entspannt und verfeinert: »Pendelschwung«, »Schlangenlinien zeichnen«, »Mit dem Nasenpinsel umranden«, und ggf. Übungen mit Löchlein oder Rasterbrille (→ Übungen Seite 46, 47, 48 f. und 50 f.).

Im dritten Modul haben Sie das Gesichtsfeld geweitet, den offenen, schauenden Blick sowie den Wechsel zwischen den beiden Sehweisen des Gehirns belebt durch die Übungen »Drehschwung«, »Ziehharmonika«, »Gesichtsfeld kitzeln« und »Meditatives Gehen und Sehen« (→ Übungen Seite 54, 55, 56 und 57 f.).

Darauf aufbauend folgte im vierten Modul das Training der Nah-Fern-Einstellung der Augen: »Augen-Klopfmassage«, »Fließende Hand«, »Knotenschnur« und »Blickstafette« (→ Übungen Seite 61, 62, 64 f. und 66).

Im fünften Modul wurde dann das beidäugige Sehen trainiert und die Gehirnleistung des Verschmelzens der Eindrücke beider Augen bewusst gemacht und gefördert. Die Übung »Acht mal Acht« hilft zum Lockerwerden von Körper und Augen, die »Daumentor«-Übung macht bewusst, ob es ein dominantes Auge gibt, und wie man beidäugig fokussiert, erfahren Sie bei der »Knotenschnur-Fusion« und der »magischen Tafel« (→ Übungen Seite 32 f., 69 f., 71 f. und 73 f.).

Im sechsten Modul wurde das Farbensehen intensiviert, und Übungen zur farbtherapeutischen Augenstärkung – insbesondere Netzhautstärkung – wurden praktiziert: das »Farben atmen«, »Rot-Baden«, »Blau-Baden« und die »Nachbilder mit Blättern und Blüten erzeugen« (→ Übungen Seite 77, 78 f., 80 und 81). Wie waren Ihre Erlebnisse damit?

Im siebten Modul schließlich regten Sie das visuelle Gedächtnis und die bildhafte Vorstellungsfähigkeit

TIPP

Lassen Sie sich die Fantasiegeschichten (→ Seite 38 f. und 86 ff.) vorlesen, oder nehmen Sie diese mit der Aufzeichnungsfunktion Ihres Smartphones auf und lauschen Sie ihnen anschließend mit Kopfhörern.

an mit den Übungen »Die Kamera«, »Über die
Schulter blitzen« und der »Wichtel-Fantasiereise«
(→ Übungen Seite 84, 85 und 86 ff.).
Tauchen beim Lesen dieser Zusammenfassung
innere Bilder auf? Erinnern Sie sich an bestimmte
Erlebnisse beim Üben?

Schließen Sie jetzt die Augen, und lassen Sie Ihre
Erfahrungen mit den Übungen Revue passieren.
Blättern Sie in Ihrem Gedächtnis wie in einem Foto-
album vor und zurück, und rufen Sie sich besonders
interessante Erlebnisse ins Gedächtnis.
Stellen Sie sich vor, Sie packen die interessantesten
Übungen und Erlebnisse in einen Koffer. Dies wird
Ihr Alltags-Übungskoffer für die kommenden Tage
oder Wochen. Packen Sie maximal vier Übungen
hinein – weniger ist manchmal mehr!
Stellen Sie sich vor, wo und wann Sie diese Übungen
in Ihrem Alltag praktizieren.

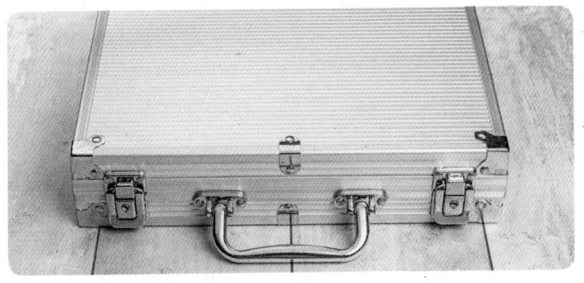

Übung 2: Kurzprogramm für den Alltag

Mit diesem Kurzprogramm beleben Sie die wichtigsten Qualitäten und Funktionen Ihres Sehsinns in circa vier Minuten.

Nehmen Sie eine bequeme Position im Sitzen oder im Stehen ein. Ihre Sehhilfe benötigen Sie für die Übungen nicht. Öffnen Sie nach Möglichkeit ein Fenster, und atmen Sie einige Male tief durch.

Acht kostbare Augenblicke für Ihre Sehfähigkeit

1. Augenblick: Bei sich ankommen

Schließen Sie Ihre Augen. Ihre Füße stehen flach auf dem Boden. Belasten Sie abwechselnd den linken und den rechten Fuß, die Zehen und die Fersen, die Innen- und die Außenseiten der Füße. Stellen Sie sich vor, Sie stehen barfuß am Strand und Ihre Füße sinken in den warmen Sand ein.

Sie fühlen den Boden unter Ihren Füßen und fühlen sich sicher.

2. Augenblick: Die Augen begrüßen und auflockern

Halten Sie die Augen immer noch geschlossen. Mit den Fingerkuppen beklopfen Sie behutsam die Region rings um die Augen herum: Die Augenbrauen, die Schläfen, die Kieferknochen und den Nasenrücken. Dann massieren Sie kreisend die

Schläfen, recken und strecken sich wie nach einem
Schläfchen, öffnen die Augen und blicken dabei in
die Ferne.

*Sie spüren, wie belastet und angestrengt Ihre Augen
wirklich sind und wie sie sich durch die Klopfmassage
lockern.*

3. Augenblick: Blinzeln und Blick schweifen lassen

Bewegen Sie langsam Ihren Kopf von einer Seite
zur anderen, hin und her. Die Schultern sind locker,
der Mund leicht geöffnet. Sie öffnen und schließen
dabei die Augenlider leicht und schnell hintereinander, wie die zarten Flügelschläge eines Schmetter-
lings. Sie lassen alle Seheindrücke an sich vorbei-
ziehen.

Ihre Augen werden feuchter.

4. Augenblick: Sich Raum schaffen, Blickfeld weiten

Sie führen die rechte Hand von unten nach oben
über den Kopf. Schauen Sie Ihrer Hand nach. Wechseln Sie nun die Seite. Dann strecken Sie beide Arme
nach vorn aus, blicken gerade aus dem Fenster (bzw.
in den Raum hinein) und greifen mit den Armen weit
um sich.

*Sie spüren Ihre Schultermuskulatur und genießen ein
herzhaftes Gähnen.*

5. Augenblick: Blickstafette

Sie legen zwischen sich und dem Horizont fünf Stationen fest: Die erste könnte ein vor die Nasenspitze gehaltener Finger sein, die letzte der Horizont (oder der am weitesten entfernte Gegenstand).
Erlauben Sie Ihren Augen, bewusst und ohne Eile von Station zu Station zu wandern, einige Male vor und zurück.

Sie spüren Ihre Augenmuskeln.

6. Augenblick: Gehirnhälften aktivieren

Stellen Sie sich vor, an Ihrer Nasenspitze befände sich ein Taktstock. »Zeichnen« Sie mit diesem imaginären Taktstock lauter kleine und große liegende Achten in den Raum. Beginnen Sie die Bewegung nach links oben.

Ihr Nacken lockert sich. Das Gehirn wird besser durchblutet. Ihre Augenbewegungen werden harmonischer.

7. Augenblick: Farbenbad

Lassen Sie Ihren Blick auf einer schönen farbigen Fläche (z. B. einem Stück Wiese, Wald oder Himmel, einer Zimmerpflanze oder einem Bild) zur Ruhe kommen. Beim Einatmen weiten Sie den Blick und nehmen die Farbe mit den Augen auf, beim Ausatmen versenken Sie den Blick tief in die Farbe hinein. Führen Sie dies acht Atemzüge lang aus.

Sie erleben die Kraft und Schönheit der Farben.

8. Augenblick: Ruhen

Sie reiben Ihre Handflächen aneinander und legen die gewölbten Hände über Ihre geschlossenen Augen (Ellbogen auf die Tischplatte abgestützt). Entspannen Sie sich – Seufzen erlaubt –, und genießen Sie die Dunkelheit. Führen Sie die Übung acht Atemzüge lang aus.

Ihre Augen kommen zur Ruhe und genießen die Entspannung. Sie entdecken anschließend Ihre visuelle Umgebung neu.

TIPP

Brillenträger verteilen überall ihre Brillen. Verteilen Sie Übungstafeln (aus dem Buch) und Übungshilfsmittel (Knotenschnur) in Ihrem Wohn- und Arbeitsumfeld. Wenn Sie diese sehen, denken Sie eher daran, Übungen damit zu machen.

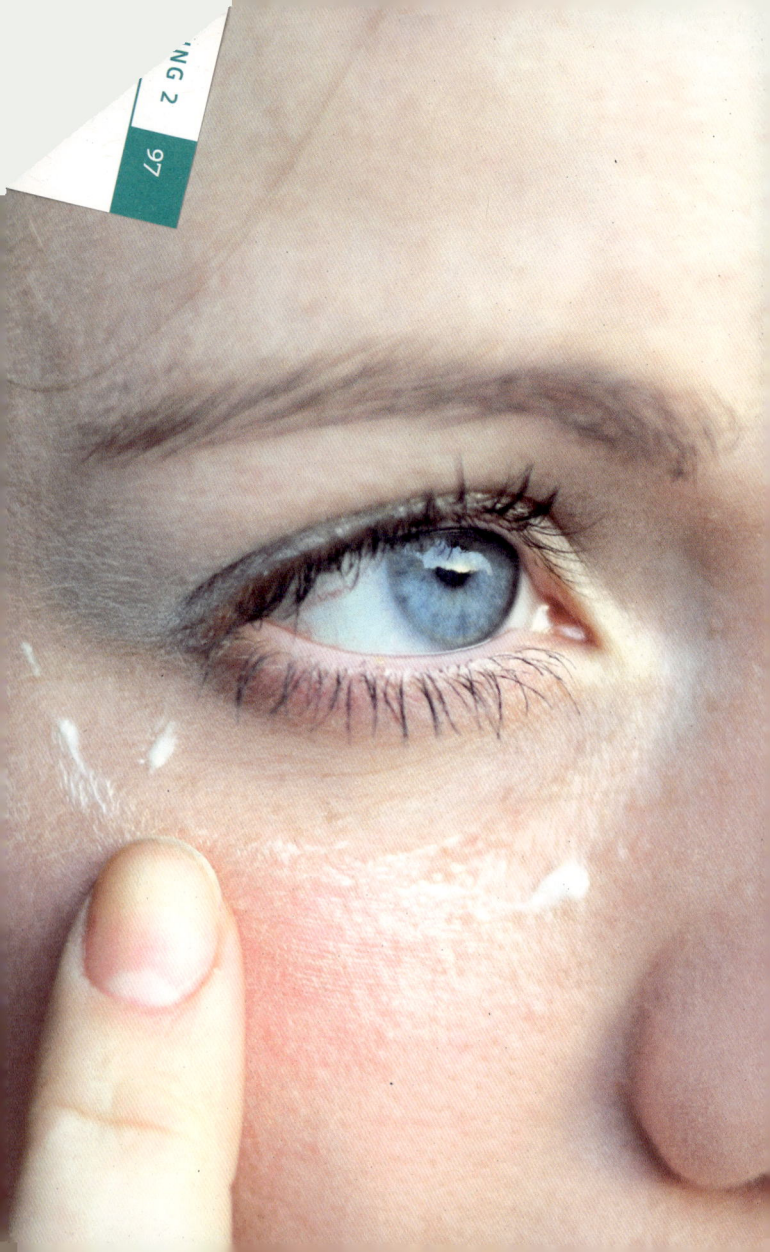

Gesundheitstipps für die Augen

In diesem Kapitel finden Sie Hinweise und Tipps zur optimalen Gesunderhaltung und Regeneration Ihrer Augen im Alltag.

Welche Vitamine brauchen Ihre Augen?

Die Übungen der Augenschule regen auch den Stoffwechsel der Augen an. Umso wichtiger ist für eine vollständige Regeneration die optimale Versorgung der Augen und des Gehirns mit Nährstoffen. In der folgenden Übersicht sehen Sie, wofür welche Nährstoffe benötigt werden und in welchen Nahrungsmitteln diese beispielsweise enthalten sind. Es lohnt sich, auf biologische oder biodynamische Anbauqualität zu achten.

Vitamin	Wichtig	Enthalten in	Ernährungstipps
A	Zur Vorbeugung von Nachtblindheit, für das Sehen bei Dämmerlicht	Leber, Petersilie, grünblättrigem Gemüse, Karotten, Butter, Eigelb, Lebertran	Die Gefahr eines Überschusses ist bei natürlichem Karotin nicht gegeben. Ein Glas Möhrensaft am Tag mit einem Tropfen Öl ist ausreichend.
B_1	Bei Lichtempfindlichkeit	Fleisch, Bohnen, Nüssen, Weizenkeimen, Kartoffeln, Hefe, Brokkoli	100 Gramm gedämpfter Brokkoli decken zwei Drittel des Tagesbedarfs.

Vitamin	Wichtig	Enthalten in	Ernährungstipps
B_2	Bei Lichtemp-findlichkeit	Fleisch, Gemüse, Geflügel, Milch, Hefe, Sojabohnen, Eiern	Ein Glas Milch deckt zwei Drittel des Tagesbedarfs.
B_{12}	Bei Lichtemp-findlichkeit	Leber, Geflügel, Fisch, Fleisch, Ei, Hefe, Traubensaft, Heidelbeersaft	Der Tagesbedarf beträgt 5 Mikrogramm.
C	Für eine ausreichende Blutzufuhr zu den Augen	Südfrüchten, Hagebutten, Petersilie, Kartoffeln, Paprika, Erdbeeren, grünblättrigem Gemüse	Der Tagesbedarf beträgt 100 Milligramm. Obst sollte möglichst roh und Gemüse kurz gedämpft verzehrt werden.
E	Für eine ausreichende Blutzufuhr zu den Augen	Ölen, Samen und Nüssen, Weizenkeimen, Getreide, kalt gepressten pflanzlichen Ölen, grünblättrigem Gemüse	100 Gramm Spinat decken ein Viertel des Tagesbedarfs, 100 Gramm Vollkornmüsli die Hälfte; Sonnenblumenöl kann die Versorgung mit Vitamin E gut ergänzen.

Augenakupressur

Die Akupressur ist wie die Akupunktur eine jahrtausen-dealte Methode der Traditionellen Chinesischen Medizin (TCM), die inzwischen in aller Welt verbreitet ist und Anerkennung gefunden hat. Die Akupressur beruht auf der Fingerdruckmassage und benötigt – im Unterschied zur Akupunktur, die man mit Nadeln ausführt – keine Hilfsmittel. Deshalb eignet sie sich hervorragend zur Selbstbehandlung.

Akupressurpunkte für die Augen gibt es direkt um die Augen herum (→ nebenstehendes Foto). Gemäß der TCM stehen diese Punkte über Energielinien, sogenann-te Meridiane, in Verbindung mit anderen Organen bzw. Organsystemen. Bei den Augen sind dies insbesondere die Haut, die Leber und die Nieren.

Ein sicheres Zeichen, dass Sie den richtigen Punkt drü-cken, ist eine pochende, manchmal leicht schmerzhafte Empfindung. Der Druck während der Akupressurmassa-ge geschieht rhythmisch mit beiden Daumen bzw. Zeige-fingern zugleich. Die Fingerkuppen kreisen dabei auf den beiden jeweils behandelten Akupressurpunkten in einem Radius von ein bis zwei Millimetern.

Während des Ausatmens wird ein leichter bis mittel-starker Druck ausgeübt, während des Einatmens wird anschließend ohne Druck sanft weitergekreist. Jeder Punkt sollte acht Atemzüge lang auf diese Weise behan-delt werden.

INFO

ANWENDUNGSMÖGLICHKEITEN DER AKUPRESSURPUNKTE

❶ *Zanzhu (Blase 2)*

Augenschmerzen nach Überarbeitung und bei Müdigkeit; Nachlassen der Sehkraft; Schmerzen bei chronischen Entzündungen der Stirnhöhle; Schnupfen und Migräne

❷ *Jingming (Blase 1)*

Druckempfindlichkeit durch Brillenfassungen; beginnende Infektionskrankheiten des Nasen-Rachen-Raumes; verstopfte Nase

❸ *Sibai (Magen 2)*

Körperliche, geistige bzw. seelische Erschöpfung; Zahnschmerzen; Entzündungen der Nasennebenhöhlen

❹ *Taiyang (Extrapunkt 3)*

Unspezifische Kopfschmerzen, insbesondere in der Stirn; Schlafstörungen infolge von Belastungen; Augenschmerzen; Augenflimmern; Augenzittern; Bluthochdruck

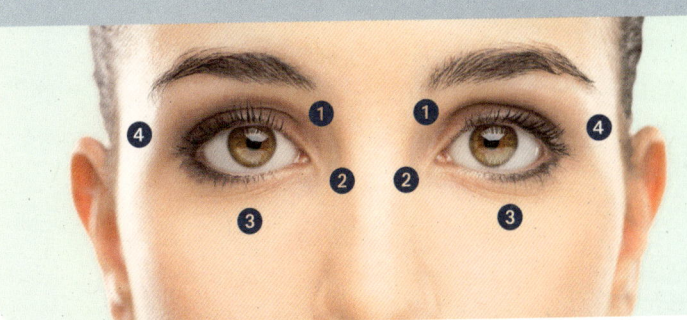

Übung: Entlasten Sie Ihre Augen

Tasten Sie mit beiden Daumen nach den beiden Punkten ❶ (»Zanzhu«). Beginnen Sie nun, mit kreisenden Bewegungen, die Akupressurpunkte zu massieren. Regulieren Sie dabei während des Ausatmens den Druck so, dass es nicht schmerzt.

Wenn Sie sich nicht sicher sind, ob Sie den Punkt richtig getroffen haben, tasten Sie ein wenig auf den erhöhten Stellen der Augenhöhlen an der linken und rechten Augenbraue rauf und runter. Der Wirkungsradius der Akupressurpunkte beträgt etwa 1,5 Zentimeter. Sie können also nicht viel danebenliegen. Nach einigem Üben werden Sie das Zentrum deutlich spüren.

Massieren Sie die Punkte ❶ acht Atemzüge lang: Beim Ausatmen geben Sie etwas Druck, beim Einatmen nehmen Sie etwas Druck weg. Die anderen Fingerkuppen liegen dabei sanft auf der Stirn. Spüren Sie der Wirkung mit geschlossenen Augen nach.

Massieren Sie nun die beiden Punkte ❷ (»]ingming«) auf die gleiche Weise. Drücken Sie mit beiden Daumen oder mit Daumen und Zeigefinger einer Hand rhythmisch gegen die Nasenwurzel, acht Atemzüge lang. Spüren Sie der Wirkung kurz nach.

Gehen Sie nun weiter zu den Punkten ❸ (»Sibai«), und Sie massieren auch diese in der Mitte der unteren Augenknochen unterhalb der Pupillenöffnungen ebenfalls acht Atemzüge lang. Spüren Sie kurz nach. Haken Sie nun die beiden Daumen am linken und rechten Schläfenansatz ein (Punkt ❹ »Taiyang«). Kreisen Sie mit den Knöcheln der eingeknickten Zeigefinger um die Augen herum: Beginnen Sie an der Nasenwurzel, streichen Sie unter den Augenbrauen vorbei bis zur Nase zurück, nach vorn zur Nasenspitze hin, und beginnen Sie wieder oben an der Nasenwurzel. Kreisen Sie auf diese Weise achtmal um die Augen herum.

Zum Abschluss zwicken Sie ein paarmal fest in die Haut an der Nasenwurzel. Halten Sie den Druck jeweils eine Sekunde lang, dann lassen Sie los.

TIPP

Akupressurmassagen dienen zur Vorsorge gegen Durchblutungsstörungen der Augen, grauen Star (Katarakt) und grünen Star (Glaukom).
Außerdem eignen sie sich besonders bei angestrengten und erschöpften Augen sowie bei Kopfschmerzen.

Augenbäder

Augenbäder mit der Augenbadewanne dienen zur Reinigung von Hornhaut und Bindehaut, zur Erfrischung und besseren Befeuchtung der Augen.

Sie beugen Augenbrennen, Rötung der Augen und Bindehautentzündung vor. Augenbadewannen erhalten Sie sehr preiswert in der Apotheke.

Übung: Erfrischen Sie Ihre Augen

Füllen Sie die Augenbadewanne bis zur angegebenen Markierung mit reinem Quellwasser oder gefiltertem Leitungswasser. Vermeiden Sie normales Leitungswasser, da es meist zu kalkhaltig ist.

Setzen Sie die Augenbadewanne an den unteren Rand eines Auges an, und schließen Sie dann Ihre Augen. Lehnen Sie den Kopf zurück, und drücken Sie dabei die Augenbadewanne an den Augenhöhlenrand leicht an. Blinzeln Sie nun mit den Augen. Die Lidschläge verteilen das Wasser und spülen den vorderen Augenbereich mit Hornhaut und Bindehaut aus. Wiederholen Sie diesen Vorgang mehrmals. Baden Sie das andere Auge ebenso. Tupfen Sie die Augenpartie mit einem Handtuch ab.

Augenkissen

Sehr entspannend sind sogenannte Augenruhekissen.
Die Kissenhüllen sind meist aus Samt oder Seide und
mit Hirseschalen aus biologischem Anbau gefüllt.
Sie haben die Eigenschaft, gestaute, das heißt statische,
nicht lebendig-pulsierende Lebensenergie aufzuneh-
men und dadurch die Entspannung der Augenpartie zu
unterstützen.
Augenkissen gibt es, auch mit angenehmem Minze-,
Kamille- oder Lavendelduft, im Reform-Fachhandel.

Übung: Entspannen Sie Ihre Augen

Ruhen Sie sich am besten im Liegen aus. Legen Sie
sich das Augenkissen bequem über die Stirn und die
geschlossenen Augen.
Lassen Sie das Kissen für circa 15 Minuten auf Ihren
Augen liegen, und versuchen Sie dabei, sich völlig
zu entspannen. Denken Sie an etwas Schönes, und
genießen Sie die wohltuende Dunkelheit und das
sanfte Gewicht des Kissens. Sie können auch gerne
dazu eine ruhige Musik hören, wenn Sie das leichter
in einen entspannten Zustand versetzt.
Genießen Sie diese kleine Auszeit, die nicht nur Ihre
Augen, sondern auch Ihren Geist beruhigt.

Die Augenschule im Alltag

Ich möchte Ihnen hier einige Übungen und Maßnahmen erläutern, die ganz leicht Ihren Sehsinn und Ihren Alltag bereichern können.

Regelmäßiges Üben

Nehmen Sie sich begrenzte kleine Übungen oder Übungssequenzen für begrenzte Zeiträume vor: z. B. eine Woche lang täglich die Augen-Klopfmassage (→ Seite 61) zu praktizieren.

Das ist nicht zeitaufwendig und entfaltet eine große, sichtbare Belebungswirkung für die Region um die Augen herum. Außerdem fördert es die Durchblutung und Entschlackung der Augenpartie und beugt Augenringen vor.

Spontane gelegentliche Übungen

Wenn Sie das Augenschule-Selbsthilfeprogramm durchgeführt haben, können Sie stolz auf sich sein. Es gelingt längst nicht allen, sich mithilfe eines Buches selbst zu motivieren und auch dabeizubleiben.

Wenn Sie das geschafft haben, wird es für Sie auch ein Leichtes sein, spontan und bei jeder sich bietenden Gelegenheit diejenigen Übungen durchzuführen, an die Sie sich erinnern und die Ihnen gutgetan haben.

Die Übungen, die Ihnen noch schwerfielen, sollten Sie allerdings nicht ganz vergessen, sondern ebenfalls gelegentlich praktizieren: Bei und mit diesen sind oft nach einer Weile die größten Erfolge möglich.

Gesunde Augen-Rituale

Das sind Übungen, die nach einer Weile nicht mehr als solche empfunden werden, weil sie zur Gewohnheit geworden sind.

Mit dem morgendlichen Aufstehen

Bevor Sie aus dem Bett springen, strecken und rekeln Sie sich ausgiebig und lösen dadurch den Gähnreflex aus. Dann öffnen Sie ein Fenster und rekeln sich nochmals mehrfach. Nach erneutem Gähnen schnelle Lidschläge (»blinzeln« zur Augenbefeuchtung).

Gähnen macht wach und befeuchtet die Augen.

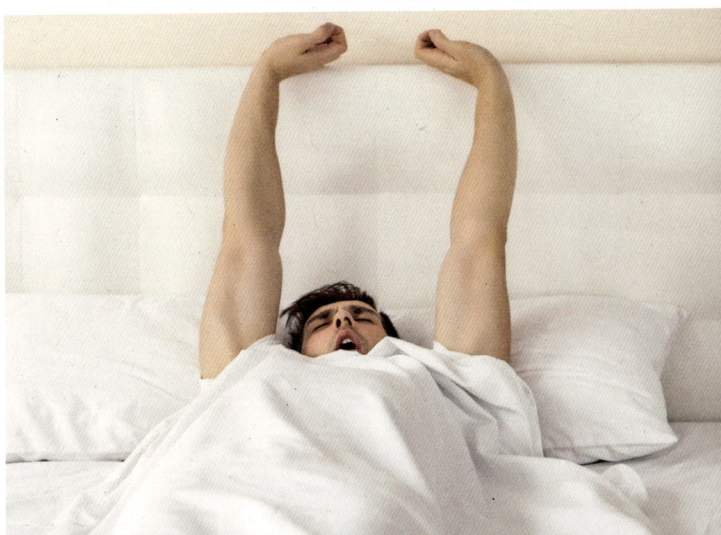

Morgens im Bad

Praktizieren Sie die »Kneipp'sche Augendusche« (→ Seite 112): fünf- bis zehnmal kaltes Wasser (lauwarm beginnen) an die geschlossenen Lider schwappen, mit einem weichen Handtuch abtupfen.

Augen-Klopfmassage: Beklopfen Sie sanft mit den Fingerkuppen die Ränder der Augenhöhlen.

Augengruß: Blicken Sie sich in die Augen, und sagen Sie Ihren Augen in Gedanken etwas Nettes, z. B.: »Schön, dass es Euch gibt«.

An der Bushaltestelle oder im Zug

»Umranden«: Zeichnen Sie das, was Sie anblicken, mit minimalen, für Nahestehende so gut wie unsichtbaren Bewegungen eines vorgestellten Stiftes oder Pinsels nach, die Konturen, die Farben, wie in einem Malbuch zum Ausmalen.

»Blickstafette«: Wählen Sie fünf Stationen zwischen Nasenspitze und Horizont und blicken Sie diese jeweils eine Sekunde lang an (vor und zurück).

Vormittags im Haus oder im Büro

Übungen mit der »Knotenschnur«, die am Fensterkreuz hängt: Halten Sie das freie Ende der Schnur an Ihre Nasenspitze, decken Sie ein Auge ab, und blicken Sie von Knoten zu Knoten bis ans Ende der Schnur, dann aus dem Fenster bis zum Horizont oder weitestmöglichen Punkt. Mit dem anderen Auge ebenso.

In der Mittagspause

Erweitern Sie Ihr Blickfeld durch die »Ziehharmonika«-Übung (→ Seite 55) oder das »meditative Gehen und Sehen« (→ Seite 57 f.). Praktizieren Sie die Übung »Farbenbaden« (→ Seite 78 ff.), z. B. mit Blick auf eine Grünfläche, oder »Sonnenlichtbaden« (→ Seite 36 f.), wenn die Sonne scheint.

Bei Toilettenpausen

Lassen Sie das »optische Fasten« (→ Seite 33 ff.) zur Gewohnheit werden! Auch hier könnte eine »Knoten-schnur« (→ Seite 64) hängen oder könnten Sehtafeln ausliegen.

Beim Buch-Lesen

Praktizieren Sie gelegentlich jeweils einäugig die Übung »Fließende Hand« (→ Seite 62). Oder zeichnen Sie gele-gentlich mit dem imaginären Nasenpinsel ein imaginä-res Deckweiß um einzelne Buchstaben herum. Schirmen Sie nach jedem längeren Kapitel die Augen mit den Handflächen ab (»optisches Fasten«).

Bei Spaziergängen und Alltagsverrichtungen

Gehen Sie doch mal mit der Rasterbrille spazieren oder joggen, oder führen Sie diverse Alltagsverrichtungen (Zeitung lesen o. Ä.) damit aus.
Lassen Sie das »Sonnenlichtbaden« zur Gewohnheit werden.

Erlernen Sie die Kurzprogramme »Acht mal Acht« und »Acht kostbare Augenblicke für Ihre Sehfähigkeit«, und praktizieren Sie diese regelmäßig.

Abends im Bad

Kneipp'sche Augendusche: Schwappen Sie zehn- bis fünfzehnmal kaltes Wasser vom Wasserhahn an die geschlossenen Augenlider (evtl. mit lauwarmem Wasser beginnen und beenden). Tupfen Sie die Augenregion mit einem weichen Handtuch ab.

Blicken Sie sich im Spiegel in die Augen, und bedanken Sie sich wortlos bei ihnen, einfach dafür, dass es sie gibt.

TIPP

Wenn alles auf der Strecke bleibt

Der Alltag ist leider oft tödlich für gute Vorsätze. Wenn alles auf der Strecke bleibt, gibt es immer noch die Möglichkeit, sich zu einem Kurs oder Individualtraining der Augenschule anzumelden. Eine Adressliste ausgebildeter Augenschule-Kursleiter bekommen Sie hier:

Visiovital Institut für Sehtraining
Wolfgang Hätscher-Rosenbauer
Auf dem Niederberg 21
D-61118 Bad Vilbel
Tel. 0 61 01-69 33
E-Mail: augenschule@t-online.de
Web: www.institut-fuer-sehtraining.de

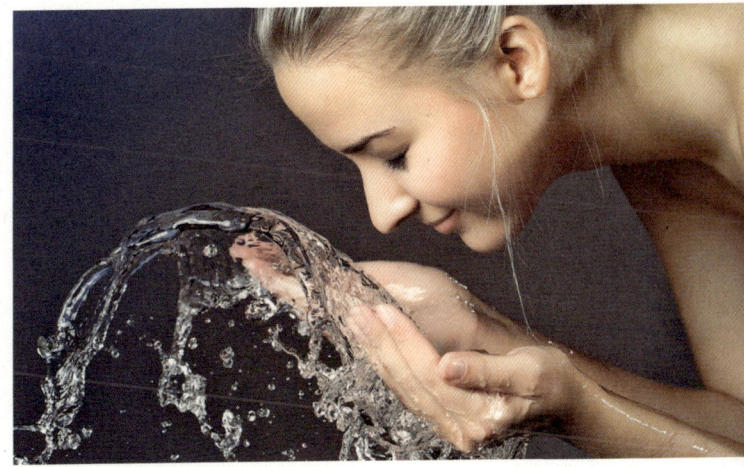

Kneipp'sche Augendusche

Vor dem Einschlafen

Praktizieren Sie das »optische Fasten« (→ Seite 33 ff.).
Lassen Sie alle »Stressbilder« des Tages in die Dunkelheit
ziehen und sich im Unendlichen auflösen. Die besonders
hartnäckigen stecken Sie in imaginäre Seifenblasen,
in die Sie hineinstechen und so zerplatzen lassen. Sie
spüren die wohltuende Berührung der Hände vor Ihren
Augen und genießen deren Wärme und deren Schutz.

Learning by doing

Bringen Sie anderen Menschen Ihre Lieblingsübungen
bei. Es gibt keinen besseren Weg, um sich an die Wirkung einer Übung zu erinnern und sich und andere zu
motivieren.

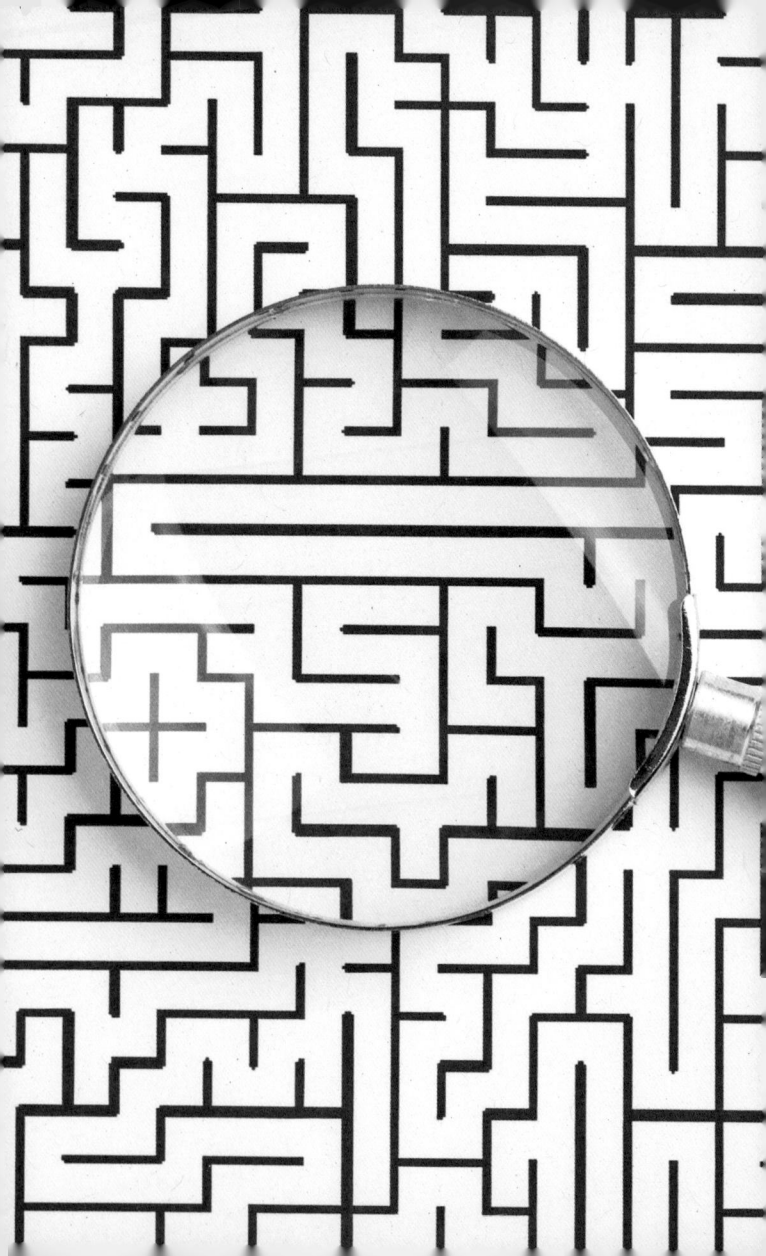

Die Augenschule-Sehtafeln

Mit den Sehtafeln schulen Sie spielerisch

Ihr Sehvermögen immer wieder wirkungsvoll

zwischendurch.

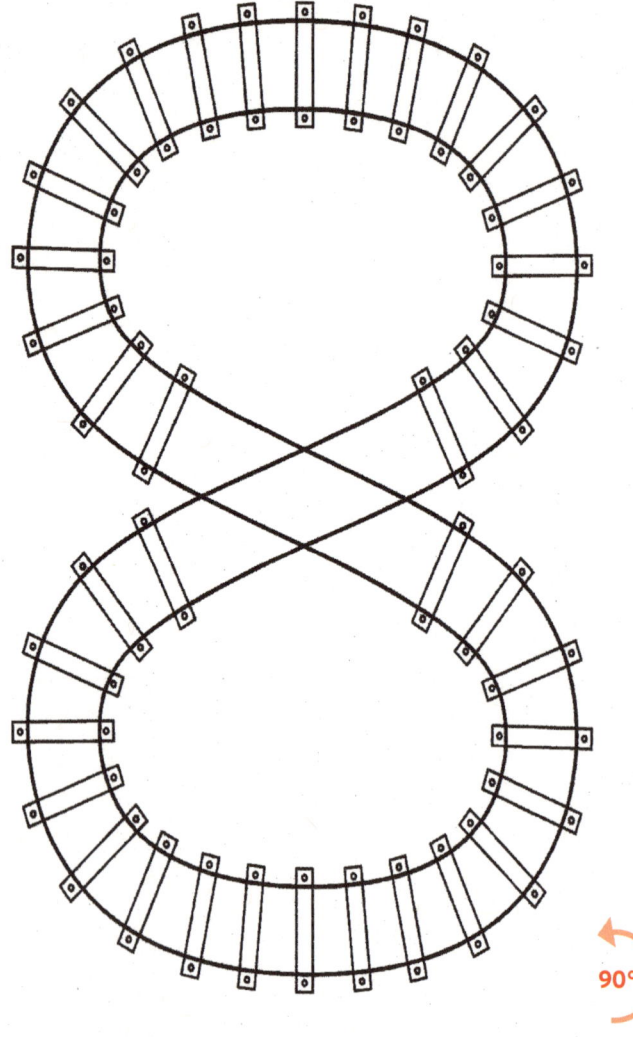

90°

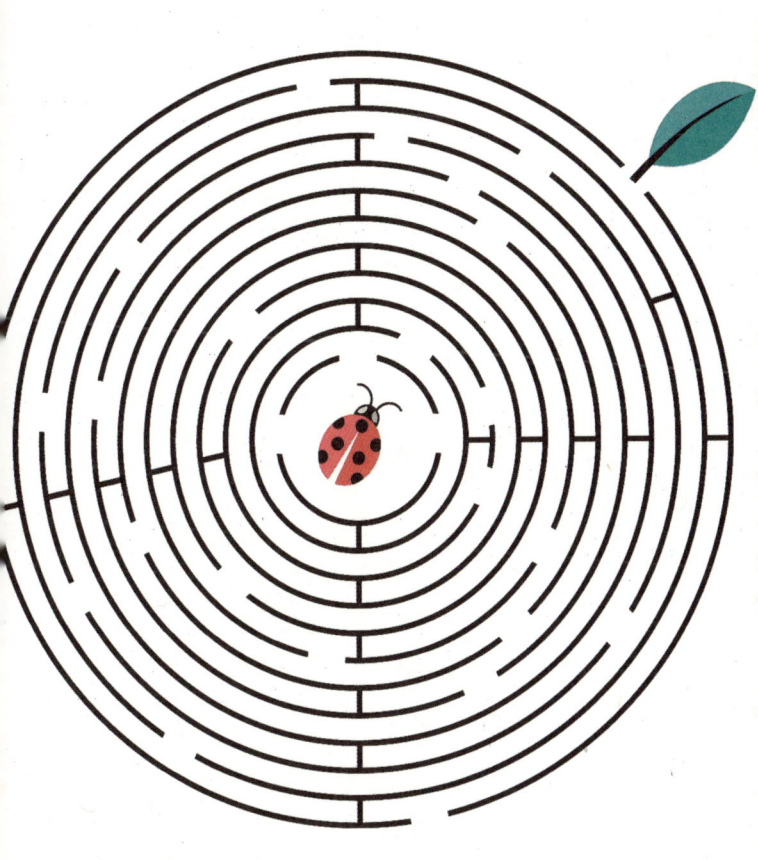

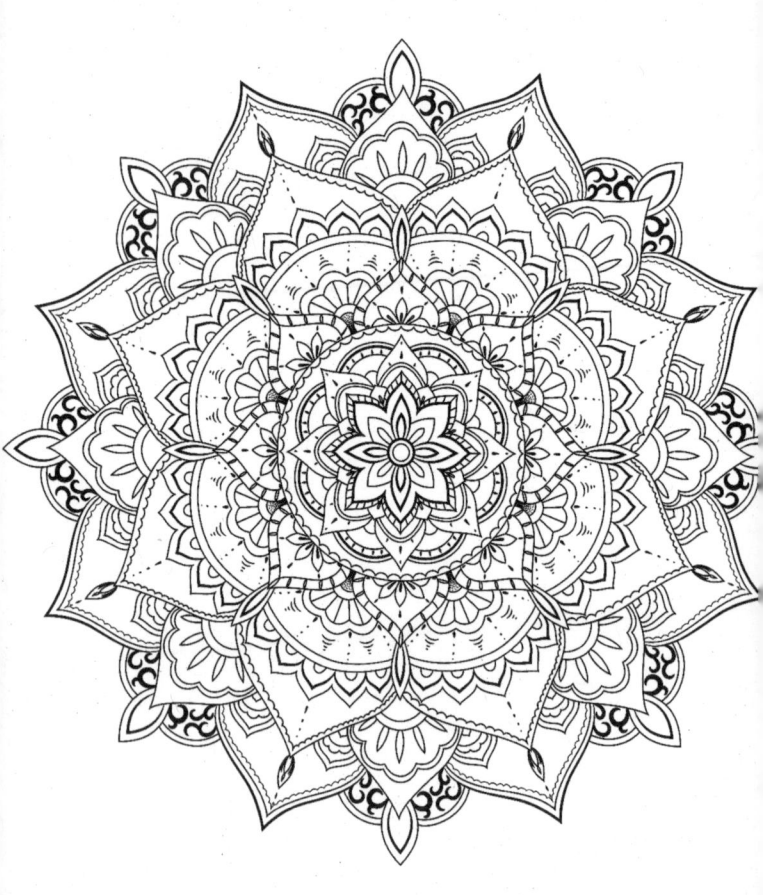

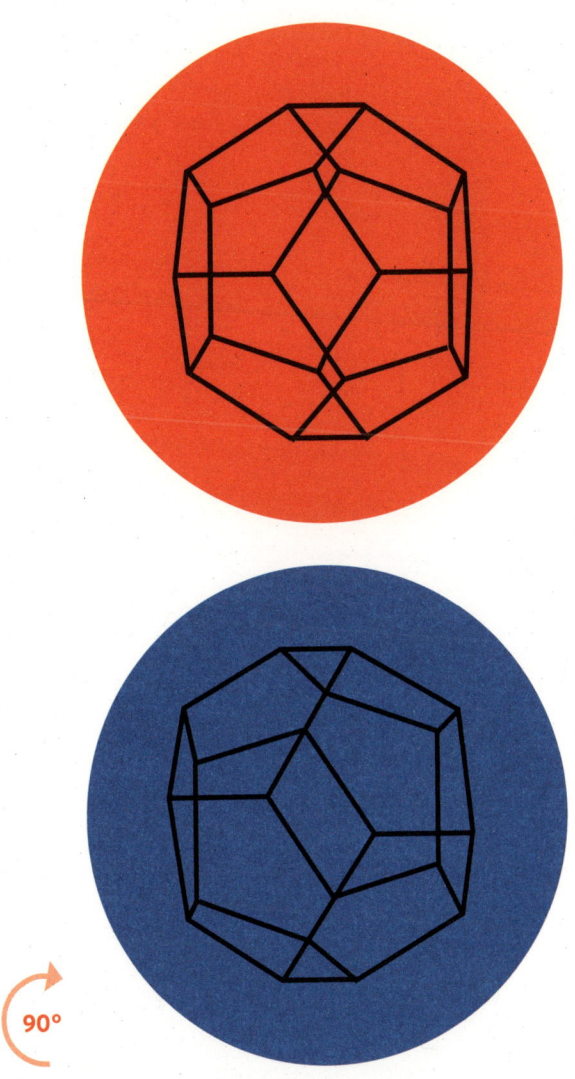

90°

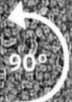

90°

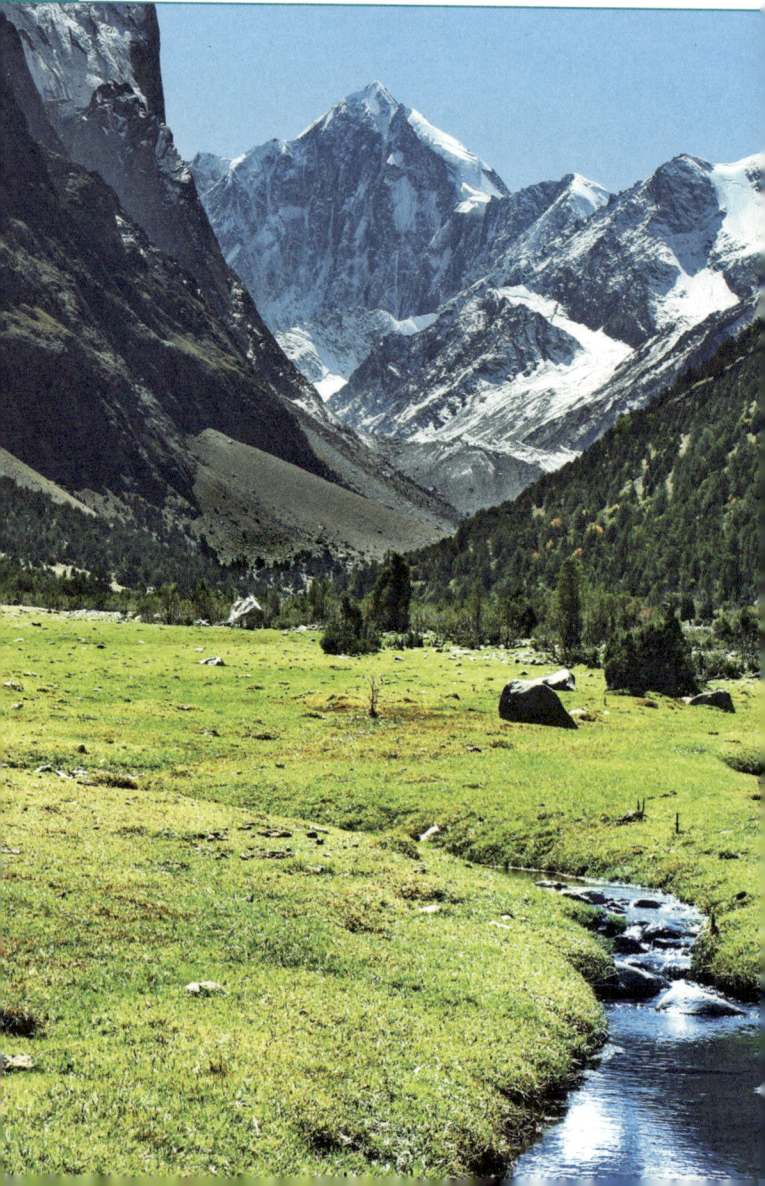

Literatur

Bates, William Dr.: *Rechtes Sehen ohne Brille.*
Rohm-Verlag 2007

Bolz, Judith: CD *Reise in die Welt des Auges.*
www.vivacreavista.de

Brugger, Barbara: *Das Augenbüchlein. Für gesundes
Sehen am Bildschirm.* www.ecovital.de, 2. Aufl. 2014

Goethe, Johann Wolfgang von: *Farbenlehre.*
Kohlhammer Verlag 1950–55

Hätscher-Rosenbauer, Wolfgang: *Augenschule mit
Farbtherapie.* www.visiovital.de, 5. Aufl. 2014

Hätscher-Rosenbauer, Wolfgang: *Rasterbrille – das
Augentraining nicht nur für Brillenträger.*
www.visiovital.de, 7. Aufl. 2014

Hätscher-Rosenbauer, Wolfgang: *Besser sehen in täglich
5 Minuten.* GU 2011

Hubel, David: *Auge und Gehirn.* Spektrum Verlag 1989

Huxley, Aldous: *Die Kunst des Sehens. Was wir für unsere
Augen tun können.* Piper Verlag 1982

Wiendl, Marianne: *Sehspiele für Schul- und Vorschul-
kinder.* tredition Verlag 2015

Register

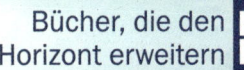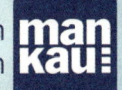
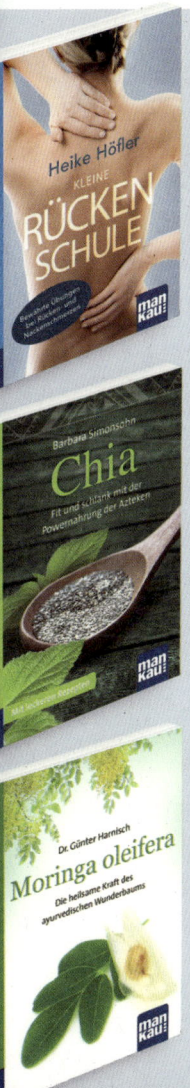

Heike Höfler
KLEINE RÜCKENSCHULE
Bewährte Übungen bei Rücken- und Nackenschmerzen
Kompakt-Ratgeber

7,99 € (D) / 8,20 € (A), ISBN 978-3-86374-329-1
Klappenbroschur, durchgehend farbig, 126 Seiten

Der verständlich geschriebene und ansprechend illustrierte
Kompakt-Ratgeber enthält eine Vielzahl effektiver Übungen,
um Rücken und Nacken wieder in Bestform zu bringen. Die
praxiserprobten Übungsprogramme sorgen bei regelmäßiger
Anwendung für stärkere, flexiblere, weniger angespannte
Muskeln und eine bessere Haltung.

Barbara Simonsohn
CHIA
Fit und schlank mit der Powernahrung der Azteken
Mit leckeren Rezepten. *Kompakt-Ratgeber*

7,99 € (D) / 8,20 € (A), ISBN 978-3-86374-296-6
Klappenbroschur, durchgehend farbig, 95 Seiten

In den kleinen Körnern aus den Anden stellt die Natur
pralle Lebenskraft bereit. Im praktischen Taschen-Ratgeber
vermittelt Barbara Simonsohn alles Wissenswerte über Chia
als Heil- und Nahrungsmittel für jeden Tag. Mit genussvollen
Rezeptideen gelingt es spielend, die gesunden Samen in den
Alltag zu integrieren.

Dr. Günter Harnisch
MORINGA OLEIFERA
Die heilsame Kraft des ayurvedischen Wunderbaums
Kompakt-Ratgeber

7,99 € (D) / 8,20 € (A), ISBN 978-3-86374-193-8
Klappenbroschur, durchgehend farbig, 95 Seiten

„Der im Postkartenformat erhältliche Ratgeber von Dr. Günter
Harnisch liefert knapp, schön und übersichtlich aufgemacht die
wichtigsten Informationen um diese Wunderpflanze. (...) Mehr
braucht man nicht zu wissen, um diese Kraft der Natur für sich
sinnvoll nutzen zu können."
Prisma Franken

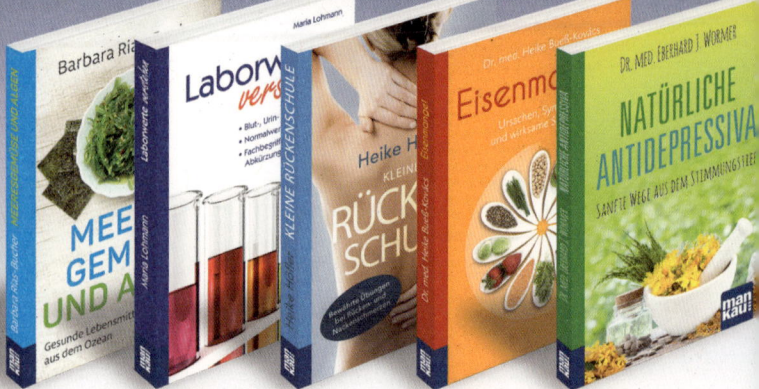

Auswahl aus unserer Kompakt-Reihe:

Alles auf einen Blick:
www.gesundheit-kompakt.info

Unsere Bücher erhalten Sie bei Ihrem Buchhändler! Besuchen Sie auch
unsere Internetseite mit Bestellmöglichkeit, Internetforum, Leseproben,
Veranstaltungstipps und Newsletter: **www.mankau-verlag.de**

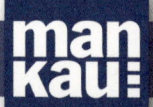